# 腰が異常でも痛くない

青葉秀樹

文藝書房

# 目次

カバー装丁・東　沢男

# 腰が異常でも痛くない

# プロローグ

## ○腰の構造異常とは

この本を手に取られたあなたは腰痛持ちですか？
再発を繰り返していますか？
それとも、はじめての腰痛でどうしたらいいか分からず不安を抱えているのでしょうか？

腰痛をはじめとする痛みが生じたとき、痛い場所に異常があるのではないかとその原因を確かめたくなるものです。

10数年前にレントゲン検査をして分かったのですが、私は「腰椎分離すべり症」です。

でも、今は腰痛ではありません。

「腰に異常があれば、腰痛持ちなのでは？」と思われた方もいるかもしれませんが、ここ4、5年は痛みも再発もなく、これは私が特別なわけではありません。

実は、腰に構造的な異常があっても痛くないというのは普通のことで、決して珍しいことではないのです。

腰に異常がなくても腰痛になる人がいて、腰に異常があっても腰痛にならない人がいることは、皆さんがご存知ないだけで事実です。

全腰痛の85パーセント以上は検査をしても原因を特定できない「原因不明」の腰痛です。

このことは、多くの研究によって認められている事実であり、病院で腰の異常が見つかり治らないとあきらめている人も、身体に備わっている痛みを鎮めるシステムが正常に働けば、痛みが軽くなっていく可能性があることを示しています。

## ○考え方は人それぞれに違う

腰痛を経験された方は、「どうして痛いのか」「痛みが悪化するのではないか」「このまま治らなかったらどうしよう」などと多少なりとも不安な気持ちになるものです。

人それぞれに考えかたの癖があり、同じような状況においてもものすごく心配になってしまう人もいれば、深く考えず普段通りに過ごせる人もいます。

私は、整骨院でこのような人たちに接していると、痛みに対する悲観的なとらえ方や行動をしてしまう人に対して、いろいろと意見したくなることもあります。

でも、相手の意見が自分と違うからといって否定してみても相手には響かず、必ずしも相手のためにも自分のためにもならないことがあると私自身気づいてきました。


腰痛への対処法は人それぞれで、病院に行く人もいれば、整体や整骨院、鍼灸院に行く人もいます。あるいは、薬局でシップや鎮痛剤を購入して痛みをごまかす人もいるでしょうし、何も手段を講じずただ痛みが引くのをじっと待つ人もいるかもしれません。

危険な病気が原因となる痛みを除けば、どのように対策するかはその人が決めることになります。

ただ、最初にどのような情報にしたがい行動するかによって、その後の痛みの経過に影響を与え、日に日に良くなる人と、痛みが長引き慢性化してしまう人に分かれるのです。

## ○情報に振り回される

医学が進歩した現代の日本では多くの治療法を選択することができる一方、どこに行ってもいつまでたっても完治せず、半ばあきらめてしまっている人も多くいます。

現実に私たちは、テレビや雑誌、インターネットなどから情報を集め、ゴッドハンドと呼ばれる先生たちの治療を受けても改善せず、痛みが長期化、慢性化してしまうこともあります。

痛みの慢性化に大きく影響するのが、腰痛に対する考えかたや行動、そして不安、恐怖といった感情です。

たとえば、家族や職場の人に言われた「それをやったら腰に悪いよ」というような些細な言葉が頭にこびり付き、その行動をするたびに「やってしまった」と不安になります。

こうした不安な感情は脳にストレスをあたえ、知らずしらずのうちに脳は疲れてしまい、痛みをコントロールする機能を低下させてしまいます。

「あれがいい」「これは悪い」という人の意見や世の中の常識に振り回されて、それに従った行動をとることになると、「こうしたい」「こうなりたい」といった本当の考えは無視され、自分の思うような行動がとれなくなってしまいます。

いつまでもネガティブな情報に振り回されていては、いつも腰や痛みのことを考え不安を抱えながらの生活が続くことになるかもしれません。

実は腰痛には、このような「不安、恐怖」といった感情が大きく関わっていて、それが痛みを強く感じさせ、症状を長引かせることが分かっています。

こういうところから、痛みだして最初にどのような情報を得て手段を講じるかによって、腰痛に対しての向き合いかたが変わり、腰痛が治るまでの期間、再発率、慢性化するリスクに大きな違いがでてくるといえます。

しかしながら、世の中には不安や恐怖をあおるような情報があふれていて、病院や治療院、知人などに相談しても正確な情報を得ることは難しく、余計な心配を抱え症状を長引かせてしまうケースが非常に多いのです。

○イライラしやすい人は痛みが長引きやすい？

人は、相手の心無い言動や行動にイライラしたり悲しくなったりしてしまいます。あるいはテレビや雑誌にでている、「あれがいい」「これは悪い」といった専門家の意見を聞いては、不完全な自分のことが気になり不安を抱えてしまいます。

これは、脳の仕組みから見れば当たり前のことで、人はささいなことに悩み、それを引きずりしんどくなったりするものです。

一方で、同じような環境でも悩まず平気な人もいます。すぐに気持ちを切り替えて他のことに意識を向けることが上手で、嫌なことでもすぐに割り切ることができる人もいるのです。

その違いはどこかというと、脳の本能（感情）を理性でコントロールすることが、上手にできるかできないかにあります。

感情をうまくコントロールできない人は、本能の部分（扁桃体）が暴走し理性の部分（前頭葉）が圧倒されているため、イライラを抑えることができません。

あばれ馬（扁桃体）の背中に乗って乗りこなすことができず、暴走してしまっているようなものです。

感情も痛みも同じく、脳の本能の部分「扁桃体」が関係していますから、感情のコントロールがうまくいかない人は、痛みのコントロールもうまくいかないため、痛みが長引き慢性化しやすい傾向にあるといえます。

### ○私も腰痛経験者

現在の私は健康で、肩こりも腰痛もありません。

毎朝少しの時間ですが仕事に行く前にジョギングし、週に1回は激しい運動もしています。

そんな私ですが、今から5年前までは右の臀部からすねの横にかけての痛みしびれに悩まされ、自分の腰に対しては非常にネガティブな考えを持っていました。

私は、腰痛をまったく経験しない33歳のときに、レントゲン画像で自分の腰に「腰椎分離すべり症」があることを知りました。

そして、その1年後に症状が現れました。

それまで、腰痛は自分とは無縁と気にしたこともなかったのに、右の臀部からすねの横にかけての痛みとしびれに悩まされ、たったの5分立ち続けることが困難になりました。

「神経が圧迫されてしびれがでている」

「手術しなければ一生痛みは改善しない」
「腰を反らす、走るなどの行動はできるだけ避ける」

腰痛になった私は、このような考えで自分なりに対処しながら、30歳代後半の5年間を過ごしました。

そもそも手術をしなければ腰椎分離すべり症は治りませんし、すべり症が痛みの原因であるならば、痛みも自然になくなることはないでしょう。

自分ができることといえば、少しでも進行を遅らせるために、腰椎分離すべり症にとって悪いことを避けながら行動するしかないと思っていました。

ところが、こうした対処法に良い効果は現れず、症状は少しずつ悪化していったのです。

その後私は、まだ一般的に知られていない腰痛に対する新しい常識にふれ、それまで持ち続けていた先入観を取り去ることに成功し、一生続くのだと思っていた辛い症状を解消することができました。

こうした自分自身の経験や、整骨院で手がけてきた症例などをもとに、腰痛を軽くしていくヒントを本書でお伝えしようと思います。

## ○書くきっかけはラジオ

私がこの本を書こうと思ったのは、あるラジオ番組を聞いていてタレントの大竹まことさんが腰痛になったことを知ったからでした。

過度の安静、不安につながる周囲の情報、その対処法など、腰痛を改善に向かわせるのにマイナスに働くと思われる情報ばかりが、毎日のようにラジオから流れていました。

一般的には正しいとされている情報であっても、それが実際に痛みの改善にプラスに働くとは限りません。私の患者さんであれば多くの提案をしたいところでしたがそれも出来ず、歯がゆい思いで放送を聞いていました。

大竹さんはというと、長期にわたり番組を休むことになり、一度仕事に復帰するも再入院し手術をすることになりました。

手術後は仕事に復帰するまでに回復されていますが、足のしびれがいまだに残り、もとのようには歩けず、杖を使用しているようです。何よりも、腰に対するネガティブな気持ちがラジオから伝わってきます。

そこで、特別なことをしなくても、特別な治療を受けなくても、多くの腰痛は改善することをたくさんの人に知ってもらいたくてこの本を書きました。

現在の私はというと、腰下肢痛はすっかりなくなり再発もありません。重い物を持つのもジョギングすることにもネガティブな感情はなく、もとのように行動できるようになりました。

本書でご紹介している対処法について読み進めていくうちに、「えっ、そんなことでいいの？」と少し物足りなく感じる人も中にはいるかもしれません。でも、そのくらい小さなことが積み重なり身体は変化していくのです。

それに、小さく簡単なことだからこそ実践し継続することができるのです。

風邪を引いても自然に治っていくように、多くの腰痛は時間とともに軽くなっていくものです。ほとんどの腰痛は危険ではなく、あまり複雑に考えなくても自然に良くなっていくことを知って下さい。

人間の脳は、痛みや不調の原因が分からなければ不安になるものです。一方で理由や理屈がわかり腑に落ちると納得し安心します。

ただ、原因を確かめることや治すことに執着しすぎても、痛みに意識が向きすぎてしまいますし、不安をあおる情報を真に受けてしまえば、脳の痛みの興奮が強まり症状を悪化させてしまうこともあるので注意が必要です。

そこで本書では、随所にその考え方の根拠を紹介しつつ、痛みや感情に伴う脳の働きや仕組みを説明しています。そして、どう行動に移していくのが良いかそのコツを提案していますので、気軽に実践しやすいと思います。

「全部やらなければいけない」などと思わず、一つでもできるところからはじめてみてください。その一つひとつが積みかさなり、あなたの身体は確実に変化していくのです。

# 第1章　私の腰痛 ── 現実と妄想を区別し理解する

○あなたの考えは正しいのか？

「私はもともと腰が悪いから」

「私はヘルニアだから腰が痛い」

「年だから痛くてもしょうがない」


きっと皆さんにも、自身の腰痛に対する自分なりの見解があるはずです。

その情報源は、テレビや雑誌、親や知人に言われたこと、あるいは病院の先生に言われたことなど様々なのでしょう。

人は、自分の持っている知識の中で正しいと思っていることを信じていますから、仮に

その考えを頭から否定されると、

「でも私の場合はレントゲンで確かめたから」
「テレビで偉い病院の先生が言っていたから」
「親も私と同じように腰痛持ちだったから」

などと反論したくなるかもしれません。

それを直接口に出さないまでも、心の中では「でも私の場合は絶対そうだ」という強い確信をもっている人が多いのではないかと思います。

しかしながら、それらの思い込みは「みんなが言ってるから」「普通はこうだから」というような根拠に乏しい理由がほとんどです。

人には、「確証バイアス」といって自分が正しいと思う考えを肯定する情報だけを信じ、その考えに反する情報は軽視し遮断する傾向があります。

確証バイアスにとらわれると、今の考えを疑って新しい情報を取り入れることができないため、科学的に正しい新しい情報であってもその人の耳には届かなくなってしまうものです。

○私の妄想と現実

多かれ少なかれ先入観は、誰にでもあるものです。

もちろん、私にも思い込みや先入観があり、それが正しいと思い込んでいます。腰痛に悩まされていたころの私は、その歪んだ考えによって、余計な不安やストレスを抱えていたのだと思います。

一生続くかと思っていた腰痛がすっかりなくなった今、冷静な頭で考えてみると、当時の私がとらわれていたネガティブな考えを客観的に分析することができます。

当時の私が信じていた腰に対する考えを、いくつか書き出してみます。

腰椎分離すべり症がある　↓　現実
坐骨神経痛がある　↓　現実
症状が悪化している　↓　現実
長時間立っていられない　↓　現実

腰椎の異常はレントゲンで確認していますし、下肢の痛み、シビレも気のせいではなく現実の痛みといえます。

一方で、

腰椎分離すべり症が痛みの原因　↓　妄想

手術しなければ痛みは一生続く　↓　妄想

腰を反らしてはいけない　↓　妄想

立ちっぱなしはいけない　↓　妄想

後の4つは私が勝手に思い込んでいたことで、それが事実である証明はできません。自分で作りだした勝手なイメージ、いわゆる「妄想」です。

腰椎分離すべり症があること、痛みやしびれがあることは現実におきていた事実なのですが、現在ではすっかり症状がなくなっていることからも、当時の痛みにすべり症が直接関係していなかった可能性が高いといえます。

検査画像を見て分かるのはあくまでも、「腰椎分離すべり症の有無」であって、それが痛みを出しているのかいないのかを、本当は確かめようがないのです。

### ○腰椎分離すべり症が見つかり痛みが始まった

まず、私の抱えている腰椎分離すべり症について簡単に説明します。

腰椎（背骨の腰部分）は、5つの骨が積み木のように重なった構造になっており、それぞれの骨は強力な靭帯によって補強され、多少の衝撃が加わってもそう簡単には動きません。

ところが、その骨が疲労骨折して連続性を断たれると、下位の骨に対して上位の骨が前方にすべり移動します。こうして上下の腰椎同士が前後にずれた状態を、「腰椎分離すべり症」といいます。

私の腰を写したレントゲン画像では、腰椎5番目の骨に対して4番目の骨が大きく前方にすべっている状態を確認できました。

これまで一般的に言われてきた医学的な見方をすると、すべりが進行すれば神経の通り道は狭まり、神経は強く圧迫され、いつ症状が出てもおかしくない状態といえます。

私が整形外科で勤務していたころの経験からすると、もっと軽度なすべり症の患者さんが、歩くのも困難な症状を訴え通院していたケースはいくらでもありました。

33年間腰痛をまったく経験したことのなかった私ですが、健康診断で検査をしたことから変形が見つかり、その瞬間から「腰椎分離すべり症」という病気を背負うことになったわけです。

それから1年後、立っていると痛みやしびれが強くなり、座ると楽になるという典型的な症状が現れました。1年前に確認した腰椎の変形を思い出し、すべり症による神経の圧迫が強まり痛みが出たのだとすぐに頭に浮かびました。

こうして私は、「すべり症の痛みだから、手術をしなければ一生なくならない」という考えと、将来に対する不安を抱えながらの生活を送ることになったのです。

## ○「腰椎分離すべり症があるから痛い」は妄想だった

当時の私と同じような条件であれば、どの病院で検査を受けても「腰椎分離すべり症によって神経が圧迫され痛みやしびれが出ている」と説明されることに間違いはないでしょう。

長い間、このような考え方（神経圧迫理論）が正しいとされてきました。（日本では今もこの考えの方が主流です）

しかし、脊柱管が狭くなり神経が圧迫されても、「痛い人」と「痛くない人」がいることが研究で分かっています。

それに、歩いているうちに痛み、しびれが強くなる間欠性跛行は脊柱管狭窄症の特徴ですが、実際には、脊柱管が狭窄されていても無症状でいくらでも歩ける人がいます。その一方で、骨にまったく異常がないのに、間欠性跛行であまり歩けない人がいるのです。

私の場合、30歳代に症状が出ていたころは、「すべり症があり痛みがある人」でした。しかし、症状がなくなった現在は、「すべり症があるのに痛みがない人」です。

すべり症による脊柱管狭窄症があるという現実が変わらなくても、痛みは完全になくなり再発もしていません。

このように、脊柱管狭窄症と痛みとの間に相関関係がないことからも、レントゲンやM

RIの異常所見から症状の有無を知ることは誰にもできないのです。

私はそのことを知りつらい痛み、しびれから解放されました。しかし、重度のすべり症は今もそのまま存在しており、このことからも「腰椎すべり症（変形）＝痛み、しびれ」と思っていたのは、私の妄想だったことが分かります。

## ○ネガティブな妄想が痛みの引き金になる

長引く痛みの原因は痛い場所にはなく、「脳」にあるという考え方が一般的になってきています。脳の痛みを鎮めるシステムが不具合を起こすと、痛みを過敏に感じるようになるのです。

その原因の一つとして、不安や恐怖といった感情や心理的ストレスがあります。

私たちは痛みを感じると、「もっと悪くなるんじゃないか」「悪い病気じゃないか」などと考え不安になります。このような不快な感情は脳内の痛みの興奮を強め、身体をこわばらせ、脳内の痛みをコントロールするシステムに不具合を生じさせます。

そして、症状が回復に向かわず長期にわたると、いつも痛みのことばかり考えるようになり、イライラしたり悲しくなったりするのです。（これは、痛みと感情に関わる脳の部

位が一緒だからです）

「私は腰が悪い」「運動しないせいだ」「悪い病気が隠れているかも」「私ばかりついてない」「痛いから何もできない」「屈んで腰に負担をかけてはいけない」「この痛みのせいで家族に迷惑をかけている」

このように、痛みが長引く人には物事をネガティブに考える傾向があり、このような認知のゆがみから行動にも影響がでてきます。

悪化するかもしれない不安から腰を過剰に守り、気持ちが落ち込み外出しなくなるなど、自分のルールにとらわれて、やらないことやできないことが増えてきます。

○不安材料は次々と現れる

私もそうでしたが、レントゲンやＭＲＩなどの画像を見ながら説明を受けると、大抵の人は不安や恐怖を覚えます。

「椎間板がつぶれています」「骨が変形しています」などと病院の先生から説明を受けれ

ば、「自分の腰はもう一生使い物にならない」とまで思ってしまうかもしれません。

実は、年齢とともに椎間板や骨、関節の変形が進むのは当たり前のことで、あまり心配する必要はありません。加齢によって白髪や顔のシワが増えるのと同じ、「加齢による正常な変化」と考えてください。

しかし、本当はちょっとした変形があるだけで痛みとは関係がなくても、腰が痛いときに腰椎の異常を指摘されれば、そのせいで痛いのだと思い込んでしまいます。

大抵の人は、痛みの原因らしきものを見つけてもらうと安心するのですが、その一方で、自分の腰には大きな問題があるという不安を抱えることにもなります。

私の場合、痛みをはじめとする自覚症状がないときに、「腰椎分離すべり症」の存在を知ったわけですが、画像で腰の異常を見たとき不安や恐怖が生じたことに間違いありません。

実際に、変形の存在を知った後からは、「進行すれば痛みだす」「腰に強いストレスを与えてはいけない」といった考えがいつも頭にあり、日常の行動に変化が現れました。

腰を反らす、走る、高いところから着地する、重い物を持ち上げるといった、これまで何気なくやっていたことをやるたびに意識し、警戒するようになったのです。

何か行動するときにはいつも腰に注意が向き、「痛みを予防」しなければ将来大変なことになるという考えが脳にストレスを与え、逆に痛みを作り出してしまったのかもしれません。

○イメージは現実化する

痛みが出てからの5年間は立ちっぱなしを避け、いつも座るチャンスを探していました。

電車ではいつも空席を探し、外出先でもチャンスがあればすぐに座りました。座る機会がなく立つ時間が長いほど、その日に立っていられる時間の貯金が減っていくイメージを持っていました。

そして、「腰を反らす」「重い物を持つ」「走る」といった行動は腰椎の変形を進行させ、神経の圧迫を強め、それが症状を悪化させ手術への期間を早めると信じてしまったのです。

「すべり症の悪化　↓　痛み、しびれ　↓　手術、車いす」

といったイメージから恐怖が生まれ、それをイメージさせる行動を回避するということが習慣化されていました。

しかし、現実にはこうした行動をすることで痛みが強くなったわけではなく、重い物を持ち上げても、走っても痛みがでたことはありません。

ただ、学生の頃に教科書で学習した、腰に良くないとされていることを避け、重い物を持ち上げる姿勢には細心の注意をはらい、腰への負担を減らすことを考えました。

自分の中に、これをやったら痛みがでる（に違いない）というイメージができあがり、多くの行動を躊躇させていたのです。

○外から思考を眺め妄想を手放す

たとえば、腰を後ろに反らしていくと、少しずつ窮屈な感じがでてきます。普通なら筋肉が少し硬いなと思うだけなのでしょう。

ところがこの時、「これ以上反らしたらやばい」という考えが浮かび、それを越えて反らすことは決してしません。ですから、その動作によって実際に痛みが出るところを確認したことはないのです。

しばらくやらない動きが苦手になってくるのは当然ですし、それに伴い出現した別の違和感にも、「悪化したかも」「これ以上反らしたら大変なことになる」という考えがついてきます。

その考えや情動が筋肉をこわばらせ、もっと違和感を強くしていたのかもしれません。

しかし、バイアスのかかった私は、脊柱管狭窄症やすべり症の人はすべて同じと決めつけ、他の考えは浮かびませんでした。そこで、最初の頃私がとった対策は、一般的に腰に悪いとされていることを避ける行動でした。

同じ病名、似たような症状であれば、他者と自分は同じ状態だと決めつけてしまうのですが、実際には一人ひとりが違います。そのことを潜在的には感じていたはずなのに、それ以上は考えない、いわゆる思考停止状態でした。

「痛みが出そうだからやってはいけないと今考えたな」と、外から自分の思考を眺め、本当にそうなのかを分析することによって、行動や思考パターンを変えることができます。

その結果、腰に対する恐怖が減り、ストレスによる身体反応とそれに伴う痛みもコントロールできるようになります。

## ○姿勢まで変わってしまう

「体がゆがんでいるのが痛みの原因だから、体のゆがみを整えれば腰痛はなくなる」という考え方をされている方はとても多いように思います。

実際の研究においては、腰椎の彎曲の強弱、骨盤の左右非対称性と腰痛は無関係であることが報告されています。

私自身は、「分離すべり症の人は腰を反らしてはいけない」という考えから、立つときの姿勢にはいつも注意をはらっていました。

職場の上司との立ち話が長くなるような場面では、話の内容よりも「痛みで立っていられなくなったらまずい」という心の声に意識が向いていたものです。

そんな時には、骨盤の恥骨部分を意識的に持ち上げ、骨盤が後ろに傾くようにすれば腰椎の彎曲が減少するので、痛みが軽くなるのではないかと思い実践していました。

今思うと、当時はいつも腰のことばかりを考えて行動していたので、ますます腰に意識が向き痛みは象徴化されていたのだと思います。

すべては、将来に対する不安からとっていた行動です。腰の不安がなくなった現在では、適度な腰の前弯を保ちつつ、いくらでも立てるようになっています。

○自分は大丈夫

先日自宅にいた時、スマートフォンから緊急地震速報のアラームがなりました。

その時は、私と当時3歳、7歳の娘で家の中にいたのですが、アラームを聞き「地震だ」と私が言った直後、7歳の娘は迷わずリビングのテーブルの下に隠れました。私はというと、3歳の娘を抱っこしたままテーブルの横に立ち、本当に揺れがくるのかじっと様子をみていました。

それから1分もしないうちに、感覚的には震度2程度の軽い揺れがありました。

大人である私は、これまでの経験から「どうせ大したことないだろう」という考えが浮かび、危険を避けるような行動はとりませんでした。これは、「正常化バイアス」によるものです。

仮にこの時、物が崩れてくるような大地震が来ていたら、助かっていたのはテーブルに隠れた長女だけだったかもしれません。しかし、経験豊富な大人ほど「自分は大丈夫」といったバイアス（偏見）が働くため、物事を過小評価してしまいがちです。

このような正常化バイアスが働くと、大きな災害時に避難が遅れてしまい、被害者が増えることにつながるといわれています。

ただ、正常化バイアスが少なすぎて過剰に心配してしまうと、原因の分からない不安を常に抱えることになり、心と身体に影響を及ぼすことがあります。

重大疾患が原因ではない腰痛に対して過剰に警戒してしまうことは、心理的な不安や恐怖を増やし、痛みを悪化させてしまうデメリットが考えられます。

そうならないためにも、痛みに対するネガティブな思考や感情を必要以上に持ちすぎないように、正しい知識を学び知ることが大切といえます。

○ストレスが腰痛を悪化させる

みなさんの中には、嫌なことがあったとき、環境が変わったとき、仕事が大変なときなど、心理的にまいっているときに痛みの悪化を経験したことがある人もいるかもしれません。

私の患者さんの中にも、友人に心ない言葉をかけられたときから、腰痛がひどくなったとお話しされていた人もいます。

他にも、出産、子育て、引っ越し、転勤、昇進、家庭の問題といったことがストレスとなり、長引く腰痛のリスク要因になるといわれています。

これは、心理的ストレスが脳の働きに影響を与え、痛みを強く感じやすくなるためです。

私の腰痛が続いていた時期も、結婚、引っ越しといったプライベートの他に、仕事においても責任のある立場になるなど、ストレスの多かった時期と重なります。

気持ちとしては、それほど落ち込みやイライラなどが大きいわけではなく、「自分は多少のストレスには負けない」と思ってはいるのですが、口内炎ができやすい、食欲がないなどのトラブルが今より多かったように思います。

このように、ストレスによって引き起こされる、不眠、頭痛、下痢、便秘、動悸、息苦しさといった自律神経症状がいくつか含まれる場合、痛みは慢性化しやすくなります。

心の状態と身体症状は密接につながっているため、心理的問題に対する心の持ちようを知っておくことも、長引く痛みを解消するためのポイントといえます。

## ○画像検査で異常がなくても問題なしとはいえない

腰痛の人が病院で画像検査を受けて、「レントゲンでは異常なしです」「骨は正常ですから問題ありません」などと言われることがよくあります。

痛みの原因が検査で分かることは非常に少なく、全腰痛の85パーセント以上は検査で原因が特定できない非特異的腰痛です。

非特異的腰痛では身体に異常が見つからないわけですから、病院などでは特に治療することなく痛みどめやコルセットなどで経過をみることが多くなります。

しかし、体の構造的な異常が見つからなくても、腰が痛いのは事実なのです。検査で分かるのは、レントゲンやＭＲＩといった画像で見える構造的な異常に限られ、関節や筋肉の働きをはじめとする身体全体の機能を見るものではありません。

以前、整骨院で使用するのに購入した洗濯機が、ほんの数カ月でエラー表示するようになり動かなくなったことがありました。すぐに電器屋さんに連絡し修理に来てもらったのですが、原因は部品の故障などではなく、基盤のノイズに反応してエラーが発生し作動しなくなったのだと説明を受けました。

痛みの原因を知りたくて病院で検査を受けたとき、骨を中心とした構造に異常が見当たらなければ「特に悪いところはない」と言われてしまうことがあります。

同じように、洗濯機の構造的な異常や部品の故障の有無だけを見て「特に悪いところはない」といわれても、事実として洗濯機は動かないわけですから、「このまま様子を見て」と言われても納得することはできないでしょう。基盤のノイズという「機能」の不具合に注目したからこそ私の洗濯機は直ったわけです。

腰痛に関しても、ずっと痛いのに、「異常がない」「気のせい」「精神的なもの」だから様子をみてといわれても納得いかない人もいるのではないでしょうか。

○骨に異常があるからといって痛みの原因とは限らない

ここまで述べたように、「検査で異常が見つからないから何も問題ない」と言ってしまっては、患者さんの気持ちはスッキリしないでしょう。

痛い場所が構造的に正常でも、脳、神経、筋肉、血流などの機能面に問題があるかもしれませんし、心理的な問題がきっかけでこれらの機能異常が生じた可能性だってあります。

一方で、画像検査で異常があるからそれが痛みの原因と決めつけることも本当はできません。レントゲンやＭＲＩの検査で分かるのは、骨や関節の構造的な問題の有無だけで、検査で見つかる骨の変形が痛みを発生させているのかいないのかを確かめることは不可能だからです。

検査で異常が見つかっても痛みの原因は別にあり、それは、脳や神経系の機能的な誤作動によるものかもしれないのです。

私自身、検査では「腰椎分離すべり症」という構造的な異常が見つかりましたが、変形をそのまま放置しても痛みは完全になくなりました。

私の腰のレントゲンと、ぎっくり腰で痛くても検査画像は、正常の人の腰のレントゲン画像を並べて、「どちらの画像の人が腰痛でしょうか？」と問題を出しても、その画像を見ただけでどちらの人が痛いのかを、正確にいい当てることは誰にもできないのです。

このことからも、大半の腰痛においては、検査で異常が見つかったとしてもそれが原因と決めつけることなく、心理的な問題を含めたその他の影響を考え対処することが大切といえます。

# 第2章　大竹まことさんの腰痛 ― 書くきっかけはラジオ

○ラジオから聞こえてきた大竹さんの悲痛

プロローグにも少し書いたのですが、本書を書き始めたきっかけは、タレントの大竹まことさんが腰痛になったことを知ったからです。私がいつも聞いているラジオのレギュラー番組の中で、ご自身が腰痛になったことをお話しされていました。

放送中のコメントから、大竹さんの腰痛に対する考えかたが伝わってきました。それを聞いていて、大竹さんは生まれてはじめて体験している腰痛に対して、不安や恐怖が大きいことを感じ取ることができました。

それが分かる行動の一つが、痛みだした日が週末で仕事がなかったことから、大事をとって2日間横になり安静にしていたことです。

最初、それほどひどい状態ではなかったのにも関わらず、大事をとって安静にしていたことは、痛みや悪化することへの恐れからきており、この行動は、腰痛の治りを遅くする原因の一つになったと考えられます。

「痛みがあるときには、安静にするのが一番」と考えてしまいがちですが、今は動ける範囲で普段通りに生活する方が早く良くなることが常識となっています。

このことは、多くの研究で報告されており、「痛みに応じて活動性を維持することが回復を早める」という内容が、日本の腰痛診療ガイドラインにも明記されています。

引き続き放送を聞いていく中でも、腰痛を改善させるのに「これは良くないな」と思われる考えが非常に多く、大竹さんの腰痛の経過が気になりました。

その後、症状は次第に悪化していき、二週間放送を休むことになるのですが、大竹さんが腰痛になってからとった対策を、科学的な常識と比較し分析してみました。

○安静は回復を遅らせる

腰痛で安静にすることによって得られるメリットはなく、安静にする期間が長いほど回復が遅れることが分かっています。安静臥床によって改善が認められたというデータはどこにもありません。

一方で、安静が長引くほどデメリットが増えていくことが分かっています。

動かなければ腰を安定させ、姿勢を維持するための筋肉がおとろえ、硬くなります。そして、血液の流れが低下し、酸素や栄養が不足した組織に痛みの物質が発生しやすくなります。

ここまでは、皆さんもイメージや理解をしやすいと思うのですが、もっとも重要なことは安静にすることで、腰痛に対する恐怖が増えることです。

激しい痛みが生じると、動かすことへの恐怖、悪化することへの不安から、腰をかばうくせがついてしまいます。

痛みがある時でもいつも通りに生活する人は、「痛いけど動ける」という自信から恐怖が減り、早く動けるようになります。

それに対し、必要以上に腰をかばい安静にしすぎると、身体機能の低下、気分の落ち込みなどが生じ、いつも腰のことが気にかかるようになります。そして、さらに活動量は減り、痛みはますます象徴化されていきます。

また、動かない期間が長引くほど再び動かすことが怖くなり、その不快な感情によって脳の働きにも異常をきたします。

神経伝達物質（脳内ホルモンとも呼ばれる）であるドーパミンやセロトニンの分泌が減少し、意欲の低下、痛みの増加、気分の落ち込みなどが生じます。そして、痛いから動かない、動かないから気分が落ち込む、痛みが増すという悪循環から抜け出せなくなってしまいます。

不安や恐怖は脳の働きに不具合を生じさせ、痛みを強くするのです。

○できれば避けたかった不安や恐怖
「それはヘルニアですよ」「坐骨神経痛ですよ」「ヘルニアなら手術で治ります」

その放送中にも、心配したリスナーさんからの情報がどんどん入ってきました。

でも、この時はまだ病院の検査を受ける前ですから、実際の状態は分かりようがありません。うまく聞き流すことができればよいのですがそれも難しく、無意識のところでは「大丈夫かな?」「ヘルニアかもしれない」といった不安や恐怖が生まれたことだと思います。

不安や恐怖が痛みを強くすることについては前にも述べました。そんなことからも、ネガティブな情報に触れることはできる限り避けたいところでした。

ただのぎっくり腰であっても、坐骨神経痛のような痛み、しびれがでることはあります。

そして、危険のない腰痛の9割は6週間以内に自然治癒するという研究報告もあります。

ネガティブな情報ほど世の中に広まりやすいのですが、こうしたポジティブな情報も同じように伝わるべきです。

海外の腰痛ガイドラインにおいても、「適切な情報を与えて患者を安心させる」というのが急性腰痛の診療に関する勧告なのです。

○要はぎっくり腰?

最初に大竹さんが病院で検査を受け診断された病名は「腰椎分離症」です。

腰椎分離症について簡単に解説すると、その多くは中学生ごろの比較的若い年齢に発生します。スポーツなどで繰り返し負荷がかかることで、腰椎の後方に疲労骨折が起こります。強い痛みを伴う人もいれば、まったく痛みがなく骨折に気が付かないままの人もいます。

私は後者のケースで、33歳の時にレントゲンを見るまで自分が分離すべり症であることを知りませんでした。腰痛を経験したことのなかった私は、それまで腰の検査を受けることがなかったので見つからなくて当然です。

大竹さんも同様に分離症ができた時には痛みがなかったため、あることに気が付かないまま何十年と経過していたのでしょう。今回初めて腰痛になりレントゲンを撮ったことから、分離症が発見されたということになるのだと思います。

つまり、腰椎分離症は大竹さんがまだ若かったころに発生し、気づかれないままずっと存在していた可能性が高いのです。

古い骨折部分が今さら痛みだすなんてことは現実的ではありませんから、ぎっくり腰になってレントゲンを撮ったら昔の骨折が偶然見つかったと考える方が自然です。

私自身も腰椎分離すべり症が偶然見つかり、その1年後に痛みが発生しましたが、その腰椎の異常が痛みの原因ではありませんでした。

いずれにせよ、診断によって腰への恐怖は増えますし、その恐怖が痛みを強くする仕組みが確かにあるのですから、正確な知識を持ち正しく対処することが大切といえます。

○本番中は痛みを忘れる？

大竹さんは、ラジオ本番直前まで痛みを避けるために横になっているのですが、本番になり座って話し始めると、痛みがなくなるということが何度かありました。

いつも横になっているとき以外は激しい痛みがあるのに、どうして本番になると痛みを忘れ、座って話をすることができたのでしょうか。

それには、本来脳に備わっている、痛みを抑制する仕組みが関係していると思われます。

強いストレスがかかると、脳から「オピオイド」と呼ばれる物質が分泌されます。オピオイドは、がん性疼痛の鎮痛に使われるモルヒネなどに似た物質で、強い鎮痛作用があります。

たとえば、マラソンで長時間走り疲労がピークになっても、気分が高揚して苦痛を感じない「ランナーズハイ」は、オピオイドの一種「エンドルフィン」の分泌によるもので、以前から広く知られている痛みの緩和作用といえます。

また、欲求が満たされると脳は快感を得ることができます。この快を感じているときにはやはり痛みを感じにくくなります。

このような快感は、脳の報酬系と呼ばれる回路によってもたらされます。この時、放出されるドーパミンは、「快感」や「やる気」をもたらし、オピオイドの分泌もうながします。

また、物事を楽しみながら行っているときにもドーパミンが分泌されます。

極度の緊張状態、楽しいとき、心地いいとき、それぞれに応じた脳内物質が分泌され、痛みを軽く感じさせるシステムがあります。

こうした脳内のシステムがラジオ本番中に働き、大竹さんの激しい痛みを緩和させていたのではないでしょうか。

○手をかざすだけで痛みが治る?

最初に大竹さんが選択した対処法は、はるな愛さんお勧めの痛みを一発で治してくれるというゴッドハンドの先生が行う施術でした。

その方法はというと、ただ腰に数分間手をかざすだけの施術です。大竹さんの体験談によると、体には一度も触れることなく終了したそうです。(数分間手をかざして数千円支払ったとのこと)

その治療効果を大竹さん本人は全く実感することなく、はるな愛さんに騙されたとネタにするほどでした。

それでも、これほど口コミで広がるほどですから、きっとこの施術を受けて改善された方は多いのでしょう。

その治療院で先に施術を終えた女性とすれ違うときに、大竹さんが「効きますか?」と尋ねたところ、「効きます」という言葉が返ってきたそうです。

つまり、大竹さんにはまったく効かなかった手かざし療法ですが、効果を実感されている人が現実にいることになります。

手をかざす治療法については、夏樹静子さんの作品「腰痛放浪記　椅子がこわい」の中でも紹介されています。

この作品は、作家である夏樹静子さんが、ご自身の腰痛体験をもとに書かれた腰痛闘病記で、腰痛患者の辛さ、苦しさをこの本から知ることができました。

夏樹さんは、腰痛になってから、ありとあらゆる治療を受けたのですが、その中に「手かざし療法」がありました。本の中では、ただ無心に手をかざせば効果があるという、いわゆる「超能力」と説明されています。

その効果について夏樹さんは、「なんの変化も訪れなかった」「自分には非科学的なことは効かないのだ」と書かれています。

○非科学は効かない?

大竹まことさんも、手かざし療法の効果を実感できなかったことから、「俺にはスピリチュアルは効かない」「最初に科学的なところ(整形外科)に行くべきだった」とお話しされています。

しかし、実際に大竹さんが待合室で話しかけた女性は効果を実感されていたわけですし、夏樹さんを治療された方も著書の中で、「手かざし療法は8割の人に効果がある」と書かれているようです。

非科学的ということは、研究データがなく根拠に乏しいということです。

そう考えると、まだ科学的に解明されていない未知の効果が影響して、治癒に向かわせている可能性を完全に否定することはできないことになります。

ただ、それをやったから必ず痛みが取れるという科学的根拠もやはりないのです。

○治療効果とは別の効果

基本的に、生き物は病気やケガを自分の治癒力で治すことができます。

そして、自然治癒とは別に「治る効果」を治療によって得ることができるわけです。

良くなったと実感している皆さんは、実際におこなわれた治療の効果だけで良くなるのだと思っているのですが、実はその治る力の中に「プラシーボ効果」というものが含まれます。

プラシーボ効果は、あらゆる治療に含まれていてこのことは、科学的に分かっている事実です。

薬効のないラムネのようなお菓子であっても、クスリとして投与されればプラシーボ効果が働き、現実に病状が回復します。

このプラシーボ効果は単なる気のせいではありません。

偽薬を投与された後にエンドルフィンを放出する脳の領域が活性化したことが確認されており、治療に対する期待感が大きいほど脳の側坐核は活性化し、ドーパミンやエンドルフィンを増加させることが分かっています。

実際に、膝の軟骨損傷の手術をしたグループと、麻酔をかけて切開し手術をしたふりだけのグループを比較した研究によると、両グループとも同じように改善がみられました。つまり、ただ手をかざすだけの行為であっても、それが治療であると脳が認識すれば、プラシーボ効果が働いて痛みが緩和される可能性があります。

そして、そのプラシーボ効果を上回る治療効果を比較試験によって証明することができたなら、「手かざし療法」の効果には科学的根拠があるということになります。

○大竹さんは怖がり？

この頃の大竹さんは、放送の中で毎日のように腰の痛さについて話題にしています。

腰のブロック注射を打った時は、病院中に響き渡るほどの大声を上げたそうで、「宇宙一痛い注射」と言っていました。

また、この放送の頃はハリ治療を受けていました。

治療中、鍼灸の先生が、「筋肉が硬くて鍼が入らないからこんなに曲がっちゃいましたよ」と曲がった針を見せてきたそうです。

その曲がった針の長さは10センチほどもあり、大竹さんはそれを見たことにより恐怖が増したようで、本当は見せてほしくなかったそうです。

先生は、大竹さんに鍼を刺した状態で少しの時間その場を離れるのですが、その間も大竹さんは不安で、しかも鍼の刺さった痛みに耐えながら待っていたそうです。

つまり、鍼治療を受けている間はずっと不安や恐怖、痛みに耐えているわけですから、身体は緩むどころか、そのストレスからもっと心身共に緊張が強まったのではないかと思います。

そんな大竹さんに曲がった鍼を見せる行為は、心配性の大竹さんの不安をさらにあおることになり、これでは治療効果はあまり望めないかもしれません。

私も鍼治療を経験したことがありますが、ほとんど痛みは感じられず心地よく受けることができました。

心地よいのか、辛いのか、同じ治療であっても、その時の情動の変化によって効果に違いが出てくることが考えられますから、治療する側の接し方も大切になってきます。

○大竹さんは痛がり？

大竹さんは、病院でレントゲン画像を見ながら、「この骨の状態でこんなに痛がる人も珍しい」と言われたそうです。

大竹さんが特別痛がりで強い痛みは気のせいなのでしょうか？

大竹さんの腰痛はどれほどの痛みなのか。外から見えない痛みを正確に測定する方法はまだありません。

痛みとは、国際疼痛学会において「実際に何かの組織損傷が起こったとき、あるいは組織損傷が起こりそうなとき、あるいはそのような損傷の際に表現されるような、不快な感覚体験および情動体験」と定義されています。

ここでは全文の詳しい解説を省きますが、痛みを「表現されるもの」と述べているところに注目してみます。

痛みとは、あくまでも主観的で個人的なもので、同じ腰の痛みであっても一人ひとりの感じ方は異なり、当人以外には知ることができません。その人が、実際に言葉や表情で痛いと表現しているのであれば、痛みは確かに存在するということになります。

つまり、大竹さんが痛いと感じてそれを訴えているのなら確かに痛みは存在するのです。

特に検査で異常が見つからないからといって、「痛がりすぎ」「気のせい」などと痛みを否定するようなことを言うべきではありません。

○痛みの原因

整形外科（西洋医学）で見るのは体の構造的な部分です。検査で見つかった異常は「腰椎分離症」ですから、病院の先生から見れば普通はこんなに痛がる状態ではないという見立てになるのかもしれません。

東洋医学ではハリやお灸などで経絡やツボに働きかけますし、整体などでは体のゆがみを整え筋肉の緊張を緩めるような施術が行われます。

ただ、痛みの原因をどう考えるにしても、すべての痛みを感じているのは「脳」であることは事実です。

つまり、原因のはっきりしない長引く痛みを軽減させるには、脳に働きかけることが必要になります。

注射が効く人、整体が効く人、鍼灸が効く人、手をかざす、運動、お祈りなど、痛みに効果的な方法は人それぞれなのですが、特に慢性痛の改善には脳の機能を見ていくことが重要になります。

## ○ようやく出てきた脳の話題

その日もいつものように大竹さんのラジオ番組を聞いていました。

発症してから1カ月を過ぎても改善しない、大竹さんの腰痛に関する話題は相変わらず続いていています。そしてようやくこの日、話題の中に「脳」というキーワードが出てきました。

この日のパートナーは芸人の光浦靖子さんです。

大竹さんが、「俺も脳が痛いと思い込んでる」「昨日歯をみがいたとき痛かったなぁ、おとといも歯をみがいたとき痛かったなぁ、みがく前から今日も歯をみがくぞ」と痛みを予想していることを説明されました。

すると光浦さんはそのコメントに共感し、「あまりの痛さを脳が記憶している」と返されました。

病院で「腰椎分離症」の診断をされている中で、一つの考えに固縮せずこのような意見が出てくる感覚はさすがだなと感心しながら放送を聞いていました。

事実、痛みの予測や痛みの記憶によって痛みが再現されることは科学的にも認められており、慢性痛にも深く関係しています。

○痛みを脳が記憶している

光浦さんの「あまりの痛さを脳が記憶している」というコメントは非常に重要なポイントです。

人は、何度も同じ文字を書いたり、スポーツなどで繰り返し同じ動きを練習することによって、新しいことを覚え高度な動きをすることができるようになります。

これは、脳内の神経回路を刺激し興奮を繰り返すことによって脳が変化するからで、少し難しいですが専門的には「脳の可塑性」と言われています。

同様に痛み刺激に関しても、痛み情報が繰り返し入力されると、脳の可塑性変化が起きます。ですから、繰り返される痛みは記憶され強く感じられるようになります。

すると、大竹さんのように、「昨日歯をみがいたとき痛かったなあ」と思い出し、歯をみがくという動作をするたびに脳は興奮し痛みが再現されます。

そして、痛みが長引けば長引くほど痛みの記憶は強化され、無意識の部分で動作と痛みが結びつき、条件反射的に痛みが生じるようになるのです。

○痛みを予測している

歯を磨く動作で必ず腰が痛くなる。

きっと腰痛になりはじめの時期に歯をみがこうとしたとき、腰に激しい痛みがでたのでしょう。印象深いことは脳に長期記憶されますから、「歯をみがいたとき腰が痛んだ」という経験と、その時の恐怖は記憶として残ります。

すると、次に似たような動作をしようとしただけで、脳は記憶を探り、「歯をみがく＝痛み」を検出します。

危機を予測した脳は、その対応としてストレス反応を起こします。

ストレス反応によって、筋肉はこわばり血液の流れは低下し、痛みが発生しやすくなります。

決して歯をみがく動作そのものが腰に悪いのではなく、歯をみがくとき痛みがでた経験から、動作と痛みとを結び付け実際に痛みが生じたことになります。

この状況が繰り返されれば記憶はさらに強化され、それをやるたびに痛みは再現されることになります。

動作、痛み、感情（恐怖）が脳に記憶され無意識に反応しているわけですから、こうなると問題は体より心の部分になってきます。

○趣味をあきらめる

大竹さんは主治医の先生に、ゴルフ、マージャン、煙草などをやってはいけないと、一切の楽しみを禁止されたそうです。

このように、「○○は腰に良くないからやってはいけない」と禁止事項を言い渡される患者さんは多いようです。

私の整骨院に来院される患者さんの中にも、病院や治療院で日常の動作や運動などやってはいけないことを指導されている方が多く、中にはあまり歩かないようにと言われている人もいるのには驚きです。

歩くことを禁止された79歳の男性は、整形外科で脊柱管狭窄症と診断されていました。これまでは痛いながらも休憩を入れながら歩いていたそうです。ところが病院で歩かないように指導されてしまい、外出するときはできるだけ歩かないようにと自転車を利用するようになりました。

たしかに歩くと痛みが生じる間欠性跛行があるのですが、10分程度は歩けるのです。高齢者が歩くことを禁止されてしまえば、筋力や活動量の低下はもちろんですが、外出しようという意欲もなくなってしまいます。

これでは腰に良い悪いを通りこして、健康に生活するうえでのデメリットの方が大きくなってしまいます。

歩く、運動する、趣味を楽しむなど、痛いけどできるという達成感は脳に安心を与えます。脳に快をあたえる行動によって腰痛から他のことに意識が向き、痛みを忘れる時間が増え、ドーパミンシステムの働きによる痛みの緩和も期待できるのです。

「痛みが完全になくならなければゴルフができない」という考えでは、いつまでたってもやりたいことができません。

今の痛みを受け入れ、痛みのためにできなくなったことが再びできるようにすることが先で、その後に小さなことでもできたという達成感と安心から痛みを軽くするシステムが働きだすのです。

○検査入院と手術

腰痛発症から1カ月を過ぎた頃のラジオ放送で、大竹さんは検査入院し、その病院からラジオ局に通ってきているとお話しされていました。

これまで1カ月以上の間、痛みの原因は腰椎分離症ということになっていました。ところが、今回の検査で「分離症は若いときにできたのだから原因じゃない、関係ない」と偉い先生に言われたそうです。どうやら、もっと下の方に椎間板ヘルニアがあって、それが神経に触れているために痛いというのが新しい見たてです。

その対処法として、「糖質制限」「注射」「手術」を選択することになりました。

手術することについて大竹さんが「痛みに関係のない分離症はやらなくていいか？」と

先生に尋ねたところ、「そういう人はまた戻ってきます」と言われたそうです。

この説明からは、「分離症と痛みは関係ない」でも「分離症を手術しないとまた痛みが再発する」という意味にとれます。

分離症は痛みと無関係と言い切った直後に、やはり治さなければ痛みは取れないという説明は一体どういうことなのでしょう。

痛みと無関係なはずの分離症が痛みを引き起こすことを経験的にお話されているところから、分離症を治さなかったという心理的な不安から痛みが再発するケースがあることを先生は理解されていて、安心を得ることを目的に分離症も治すことを勧めていたのではないかと私なりに考えました。

○新しい見たては椎間板ヘルニア

新しい見たてによる、大竹さんに告げられた診断名は「腰椎椎間板ヘルニア」でした。腰痛を発症してから6週間でようやく痛みの正体が分かったと言いたいところですが、本当にヘルニアが痛みの原因なのかにはまだ疑問が残ります。

レントゲンやＭＲＩの検査で、明確に痛みの原因を特定することは難しいからです。

画像から分かることはあくまでも腰椎や椎間板の異常であり、痛みを生じさせているかいないかまで把握することはできないのです。

腰椎分離症のところで述べたことと同様に、椎間板ヘルニアが画像上で確認されても痛くない人がたくさんいます。ヘルニアがあっても、強く神経に影響を及ぼすものでなければ、痛みの原因とはなりにくいのです。

また、ヘルニアは手術をしなければ治らないようなイメージがありますが、多くの場合は自然に治ってしまいます。椎間板から飛び出した物質（髄核）を異物と判断した細胞がそのヘルニア部分を食べてしまうからです。

椎間板ヘルニアの手術によって痛みが改善する人も、2年3年と長期にわたり追跡研究すると、手術しなかった人と比較して有益性はなくなります。保存療法であっても数カ月経過して炎症が鎮まれば、症状が落ち着くケースが多いからです。

いずれにせよ、大竹さんは手術することを選択したわけですから、治療がうまく進み回復されることを願っています。

# 第3章　恐怖も安心も体験と学習から得る

○恐怖で動けない

先日、自治会で定期的に行われる掃除に行き、会館の屋根に登って雨どいのゴミ取りをしました。

子どもの頃を過ごした山形の実家には蔵があり、その屋根に上って柿をもいだりしていましたから、ひら屋の屋根程度の高さに苦手意識はありませんでした。

ところが、いざハシゴを上って屋根に移ろうとしたとき異変が起きました。身体が固まってうまく動けないのです。

一緒に作業をしていた70歳前後と思われる人たちは、なんなく屋根に立ち上がりどんどん移動していくのですが、私はというと、腰を低くして手を付きながらでないと怖くて移動できないほどでした。

これが、地面に近いところの作業なら若い私が一番動けたのでしょうが、屋根の上では全く役に立ちません。

心の意識的なところでは、「よほどのことがない限り普通に歩いても危険はない」と分かっているのですが、無意識のところにはもしもの事態に対する不安や恐怖が存在していて、それに反応して身体は固まり足がすくんで動けないのです。

これは、頭で「それほど危険ではないから大丈夫」と思ったところで、そう簡単に不安や恐怖がなくなることはなく、平気に歩くというわけにはいきませんでした。

腰痛の人が「ヘルニアは関係ない」「動いても大丈夫」と頭では理解しても、無意識の恐怖を簡単に手放すことが難しく、動けない人が多いのも同様のことといえるでしょう。

○無意識下での不安

もし屋根の上から落ちたらどうなるか、骨折するかもしれないし、下手をすれば死んでしまうかもしれません。

それを想像しただけでも身体が固まり動けなくなることもあります。人は、こうしたあらゆる危機を予期して不安を感じています。

しかし、こうした明らかな危険がなくても、まったく危険がない状況下でも不安を感じることがあります。

患者さんの中には、人ごみに出たときや車で渋滞につかまったときに、胸がドキドキしたり呼吸が苦しくなる人がいます。また、このように決まった条件がなく、家にいるとき急に症状が現れる人もいます。

本人は不安が生じる理由に気がつかないことも多いのですが、無意識の感情に動悸や呼吸が苦しいといった症状が伴うと、さらに不安は増し、恐怖と結びついて冷静ではいられなくなってしまいます。

○何が怖いのか

慢性痛においてその重症度を見るときに、外から見えない痛みの強さを基準にするだけではなく、患者さんの生活全体から見ていくことが大切です。

患者さんが本当に困っていることは何か、何が不安なのか、痛みのせいでできなくなったこと、あきらめたことはないか。これらは痛みそのものよりも問題として重要かもしれません。

身体を動かすと痛みがでるからと動こうとしなければ、動くことが恐怖になります。他にも、腰を反らしてはいけない、ゴルフはいけない、歩いてはいけない、猫背がいけない、重い物を持ってはいけないなどと禁止事項が増えていけば、それをやろうとするだけで「腰に悪いことをしている」という罪悪感とともに、不安、恐怖が生まれます。

これでは、ずっと痛いところに意識が向くことになり、身体を動かすこと自体を恐れるようになってしまいます。

朝目覚めて「いきなり起き上がっては危ない」と警戒し、くしゃみをするにも「テーブルに手を置かなければまた痛めてしまうかも」と不安になります。


春先にぎっくり腰で通っていた患者さんは長年の花粉症でした。くしゃみが出そうになるたびに再発への恐怖でテーブルにつかまり、少しでも腰にかかる衝撃を和らげようとしていました。

少し回復しても、くしゃみでまた痛みがぶり返してしまい、花粉の時期が過ぎるまで痛みと再発の恐怖に悩まされていました。

もうこうなると、腰痛に生活を支配されているといっても大げさではありません。自分がどうしたいか何をしたいかではなく、腰の機嫌をうかがいながらやっても支障のないことを選択し、おそるおそる行動するしかありません。

### ○子どものころは失敗を恐れない

何度叱られても失敗しても子どもは同じことを繰り返します。これは幼児期の子どもの特徴といえますが、決して短所ではありません。無駄に行動することによって時には痛い目にあい、叱られることもありますが、行動することで経験値を増やし大きな取り返しのつかない失敗を避けられるようになります。

ほんとうに危険が伴うことや周囲に迷惑のかかるようなことは、叱る、注意するなどの必要がありますが、親自身が気に入らない行動を制限し、子どもの心に影響するような叱り方を繰り返せば、おどおどしながらしか行動できなくなってしまうかもしれません。親や先生に言われたことはずっと記憶に残り、その人の人生に影響を与えます。

そしてこのことは、痛みに関しても同様です。

痛いときは動いてはいけないと誰かに言われれば、脳はそれを学習しそれをやるときには警戒するようになります。それはストレス反応を引き起こし痛みを強めますから、その後も腰を守りおどおどした行動しかできなくなってしまいます。

一部の危険な腰痛には、検査をして手術が必要なものもありますが、多くの腰痛は「心配のない腰痛」です。

腰痛で辛い思いをしても、可能な限り体を動かすことによって「痛いけど動かせる」ことを知り、それが自分で克服できたという自信にもなります。

腰を過剰に守ることは腰痛に対する恐怖を増やしますから、「私は腰が悪い」「腰に負担をかけてはいけない」といった考えを強く持ちすぎないようにしてください。

○クスリには頼りたくない

腰痛に限らず、患者さんの中には「できるだけクスリを飲みたくない」という人がいます。「痛みどめはあくまでも対処療法だから治るわけではない」「副作用を避けたい」といった考えからくることが多いようです。

私はどうかというと、どこかを痛めてのみ薬、はり薬ともに使用することはあまりありません。

スポーツで大きなケガをした経験もありますが、包帯やサポーターで固定をすれば痛みは軽減しますし、クスリやシップを使用しなくても「どうせ治るだろう」と、痛みどめを利用するという考えが浮かぶことはありませんでした。

ただ、歯科の治療で処方される痛みどめは飲むようにしています。この後痛みだすかもしれないという不安と、他の体の痛みとは違う耐えられない痛みが発生するかもしれないという不安が強いからです。

予測できない痛みに関しては不安で不快ですから、その対策として安心を得るためにクスリを使用するようにしています。

同じ痛みでも、精神的な苦痛が伴えば痛みは強く感じられますし、継続する強い痛みによって不安や恐怖の感情や痛みの記憶が強化されます。

痛みどめをうまく利用することはこうした痛みの悪循環を断ち切るための、一つの手段として有効といえるでしょう。

○痛みと情動

おそらく腰痛を経験する以前には、腰を過剰に気づかい動かすことに恐怖を覚えることは少ないでしょうから、気楽に重い物を持ち上げ、スポーツを楽しみ、自分のやりたいように行動できるのだと思います。

ところが、一度でも辛い腰痛を経験したことのある人は、いつも腰に負担のかからない姿勢を気にし、腰にいいと思われる運動を選びます。何をするにも頭の中は腰を守ることでいっぱいなのです。

どんな痛みであってもそれを感じているのは脳です。

ケガをしたり熱い物に触ったりして末端の組織が刺激されると、その情報は抹消神経を伝わって、脊髄、脳へと伝わっていきます。この経路には二つあるのですが、一つは大脳皮質の「体性感覚野」というところで感知する、瞬間的な「痛い」という感覚です。

もう一つは「大脳辺縁系」への経路で、怒り、悲しみ、恐怖といった情動の発生に関わるところです。

瞬間的な痛みとともに、「大丈夫かな」「動かすのが怖いな」といった不快な情動がでてきます。こうした精神的苦痛が伴うと、どんどんつらく耐えられない状態になってしまいます。

人は、こうした不快を感知する脳の働きと学習によって、次におとずれる危険を避けることができるようになりました。

これが、大脳辺縁系にある扁桃体が働かなかったら、恐怖や不快を感じとることができなくなってしまい、日常生活や運動をするときにも危険な状況を判断できず、大きなケガや命の危険を回避することができなくなってしまうのです。

たとえば、格闘技の選手が関節技をかけられてギブアップをする場面を見たことがあるでしょうか。

このとき、多くの選手は最悪の状況を避けるため、技がきまる瞬間、もう逃れられないと自覚した瞬間、技が完全にきまり痛みのピークに達する前にギブアップしているはずです。

技が完全に決まってしまい耐え切れない痛みに達してからタップしていては、脱臼や靭帯損傷といった大けがを避けることができないからです。

これは、選手生命にかかわる危機、避けなければいけない状況ですから、これまで経験した記憶を検索し危険、不快を回避する行動をとることになります。

す。

○脳は痛みを感じにくくさせる

一方で、降参しても許してもらえない、本当の危機的状況に遭遇することも考えられます。

山でクマに遭遇して襲われた状況を考えてみましょう。

中には反撃をしてクマを撃退してしまったなんて話もありますが、このとき脳の扁桃体が働き「ノルアドレナリン」という脳内物質が分泌されます。扁桃体とは大脳辺縁系の奥にあり「快、不快」を判断する部位です。

危険、いわゆる不快を感じると、ノルアドレナリンの分泌によって身体は戦闘態勢に入り、いつも以上の能力を発揮することができます。

また、クマの攻撃でケガを負ってしまったような場合では、ノルアドレナリンの作用によって痛みを感じにくくなります。痛みに耐え切れずにうずくまり、もたもたしていては、そこから反撃することも逃げることもできません。

同時に、アドレナリン、βエンドルフィンといった強い鎮痛作用をもつ脳内物質が、緊急時の痛みを緩和させます。

このような危機的状況でなくても、たとえば慢性的な痛みに対しても、こうした痛みをやわらげるシステムは働きます。

報酬系と呼ばれるドーパミンシステムが働くと、ドーパミンやβエンドルフィンの働きで痛みはややわらぎます。

しかしながら、慢性的なストレスで扁桃体の興奮が長期化すると、報酬系が機能を低下させてしまうため、痛みを過敏に感じやすくなってしまいます。

### ○恐怖はこれまでの経験からくる

当時3歳の娘と庭に出たときのことです。

突然娘が私の後ろに隠れ、「ハチがいる」と叫び怯えはじめました。地面を見ると花の蜜を吸いに来ているミツバチがいました。

娘に「ハチは刺す生き物」という予備知識があったからこそ、刺されるという危険を回避することができました。

これが、何の知識も持っていなければ、かわいい虫を見つけたと手で捕まえていたかもしれません。そこで反撃にあい刺されてしまえば、痛みとともに恐怖の感情が記憶され、一生ミツバチが苦手になっていたかもしれません。

ただ、ミツバチが花の蜜を吸っているのを見つけるたびに、こんなに怖がっていては庭に出て走り回ることもできません。

テレビで見たのか、保育園の先生に教えられたのか分かりませんが、娘にとっては種類に関係なくハチは怖いもので、「ハチ　＝　襲う　＝　危険」という情報がすり込まれていたようでした。すべてのハチが危険という先入観から、過度の恐怖が生じたと思われます。

私は、「これはミツバチといって、こちらからいたずらしなければ刺さないから大丈夫だよ」と教えてあげました。娘は理解したようでそのまま遊び始め、それからはミツバチを見て怖がることはなくなりました。

これまで実際にハチにさされた経験もなく、親から危険はないから大丈夫という情報を得ることで、「ミツバチ　＝　めったに刺さない　＝　安全」という記憶の上書きがされたのだと思います。

印象深い出来事は長期記憶され、似たような体験をしたり、単に思い出しただけでも身体が反応してしまうことがあります。その場面を思い出しただけで胸がざわつきドキドキしたり、呼吸が苦しくなることもあるのです。

ポジティブな情報があると前頭前野が扁桃体の興奮を鎮め、理性が働き冷静になることができます。

「ハチがいる」という状況が変わらなくても、「ミツバチは襲ってこないから危険ではない」という情報によって脳は学習し恐怖は安心に変わるのです。

### ○本当の危険に対処する

遭遇したのがミツバチではなくスズメバチだったとしたらどうでしょう。

スズメバチは非常に攻撃性があり、刺されると命の危険さえあります。信号でいえば完全に赤色といえます。

こちらに何も予備知識がないままスズメバチに遭遇し、相手を刺激するような行動をとれば刺されてしまう可能性が高まります。

一方で、「スズメバチを刺激しては危険」といった知識があり、態勢を低くしてゆっくり離れるという行動をとることができたなら、助かる可能性は圧倒的に高くなります。

非常にまれですが、腰痛の中にも危険な赤信号の腰痛があります。化膿性脊椎炎、がんの脊椎転移、馬尾症候群、圧迫骨折などの危険な疾患がかくれていることがあり、このような見逃してはいけない危険な腰痛は「レッドフラッグ」として色分けし分類されています。

こうしたレッドフラッグの可能性がある場合には、専門的な検査と治療が必要とされます。

正しい知識があれば危険と安全を見極め、本当の危機や過度の緊張を回避することができるのです。

○心配のない腰痛

ミツバチは刺激しなければ襲ってはきませんし、刺されたとしても適切に処置をすれば大ごとにはならないようですから、遭遇してもそれほど心配することはありません。

そして腰痛に関しても、レッドフラッグでなければ危険のない腰痛ですから、あまり心配する必要はないのです。

全腰痛の85パーセント以上は非特異的腰痛（検査をしても悪いところが見つからない腰痛）であり、心配のない腰痛です。

そのことを知らなければ、筋肉に少し痛みがでただけでも、「動くのは危険」「安静にしなければいけない」といった考えから恐怖が増し、動けなくなってしまいます。

危険とはいえないミツバチに対して過剰に恐怖し、庭に出られないようなものです。

後ろ向きの考えが強すぎると、「痛くて歩けない」「外出は危険」と考えが悪い方にエスカレートしていき、外出することもひかえるようになってしまいます。このような状態が長引けば、気持ちは落ち込みうつ傾向にもなりかねません。

○情報が安心をあたえる

最初にミツバチを見た娘は恐怖に怯えていましたが、「ミツバチだから大丈夫」という情報で平気になりました。

ミツバチがいるという状況に変わりがないのに、ミツバチは襲ってこないという情報を得たことで安心したわけです。このように情報があるなしで人の行動は変わります。

手首を骨折したとき、手首から肘の手前までギプスなどで固定するのですが（骨折が軽度の場合）、この固定範囲では肘や指から先がギプスの外に出ていて、自由に動かせるようになっています。

これは、固定範囲を無駄に多くしないことで、指先や肘の関節が固まってしまうこと（拘縮）を防ぐ目的があります。

特に高齢者の場合、安静を意識しすぎるあまり動かしてもいい指や肘まで動かさずにいると、2～3週間経過した頃にはケガをしていない指や肘の関節まですっかり固まってしまい、曲げ伸ばしができなくなってしまうことがあります。

事前に「指や肘は動かしてもケガには影響がありませんから、固まらないように良く動かしてください」といった情報があれば、心配せずに動かすことになるので拘縮を回避することができます。

ところが説明が不十分であったり情報を聞きのがしてしまうと、痛みがなく動かせるはずの指や肘を、「動かしたら骨がずれてしまうかもしれない」といったネガティブな先入観を持ち、安静にしすぎてしまいます。

ケガをしていない部分でも、大事にしすぎると著しく機能が低下し、うまく動かせなくなるのです。

一方、足を骨折してギプス固定をした男の子などは、痛みが落ちつくとギプスにヒビが入るくらいに走り回ります。それでも、固定を外す頃にはケガはしっかりと治ってしまいますし、もちろん拘縮などまったく残りません。

「使いすぎると骨がずれてしまうかもしれない」といった不安から、動かしてもいい指まで動かさずにいると拘縮し、リハビリにも余計に時間がかかることになります。

「固定されていない部分は当然動かすだろう」と考えて患者さんへの説明が不足すると、使い方を誤り回復が遅れたり、新たな痛みが生じることにつながります。

「安静にしてください」といわれるのと、「危険はないから動いて大丈夫です」といわれるのでは、患者さんの感情や体の使い方に与える影響が変わり、その後の治りにも大きな差がでてきます。

### ○緊張が続くと心身ともに疲弊する

不安や恐怖で人は緊張し、その時、分泌されるノルアドレナリンの作用によって筋肉がこわばり血管も収縮します。これは、緊急時に身を守るために生じる反応の一つなのですが、慢性的に続いてしまっては、心と身体に悪影響を及ぼします。

痛みがあるとき、ストレスを抱えているときには身体にギュッと力が入り緊張した状態になります。

これは緊急事態に対応するための反応で、扁桃体の興奮とともにおこります。痛みやストレスが慢性化すれば、このような緊張状態も長引くことになります。

びしっと背すじを伸ばした気をつけの姿勢でしばらく立っていると、すぐに疲れてしまい足を開いたり手を前後にしてみたりと、力を抜いて楽な姿勢を取りたくなると思います。

ストレスで緊張しているときには、このような力の抜けない状態が長く続いていると考えてください。これでは心身共に疲れきってしまいます。

特に心の疲れ、いわゆる脳の疲れは溜まってくると、休んでもなかなか解消されないものです。自律神経は乱れ、脳内物質の調整もうまくいかない状態です。

腰痛の原因が腰だけではなく、心の状態、つまり脳の変調が関わっていることを知り、安心を取り戻し今より力を抜いていけたなら、もとの健やかな身体を取り戻し、前向きな生活を送ることができるようになると思います。

# 第4章　心の状態で痛みは変わる

○病気がないのに痛みが続く

「特に異常は見つかりません」

「この程度の変形で痛みはでないはず」

このように病院の検査では、特に原因が見つからないのに痛みが良くならないことが非常に多く、こうしたケースには心理的な問題が関わっていることがあります。

その要因として、職場や家庭でのストレス、慢性的な痛みから生じる不安や恐怖をきっかけとして、脳の痛みをコントロールする働きが低下し、痛みに過敏になっていることが考えられます。

こうした痛みはけっして気のせいではなく、現実の痛みとして現れます。痛い場所だけを見て対処してもなかなか良くならないこともあり、その多くには、自律神経失調症のような症状を伴うことがあります。

そこには、ストレスに対応するために働く、脳、ホルモン、免疫系などの生理的反応、感情の動きなどが関わってきます。

ストレスによって血圧が上がったり、胃が痛くなることは広く知られていますが、ストレスで腰が痛くなることはまだ一般的ではありません。

このような痛みも現実の痛みですから、放置すると仕事や日常生活にも支障が出はじめ、感情や行動の変化から、うつ傾向になってしまうこともあります。

本人は心理的な問題に気づいていないことも多く見極めは難しいのですが、そのことを理解し受け入れることで、症状は劇的に変わることもあります。

○ニワトリが先かタマゴが先か

痛くてベッドに寝ているしかない、痛みで家事も仕事もできない、用事で出かけた後はだるさや痛みが強く動けなくなる。いつまでも痛みの回復を実感できないと、「もう治らなんじゃないか」などと考えて悲観的になってしまいます。

「痛みがなくなれば気持ちも変わりもっと頑張れる」と考えてしまうのですが、これは、痛みが慢性化しやすい人に多い思考パターンです。

「痛みがなくなれば」という気持ちが最初にあり、それが叶わなければどうしようもないという心の状態です。

でも、痛みが引くのをただじっと待っていては、何も好転しないかもしれません。

「治そう、治してほしい」という考えが強いほど痛みに意識が向き、あせりが出てきます。あせればあせるほど不安は増していき、脳の痛みの興奮は強まり回復が遅れます。

感情的にできることとできないことを決めつけていては、いつまで待っても状況は変わりません。

自身に思い込みがあることに気づき、考えを変えていきましょう。

痛みがあることはベッドから出られない理由ではないと考えてみましょう。

最初に行動があり痛みが好転していくと考えてみましょう。

「痛みがあるまま」でもできることを見つけて行動しましょう。

痛みがあるままでもできるという自信と達成感が、次の良い変化を引き寄せるかもしれません。

## ○痛いから歩けないのか歩かないから痛いのか

「痛みがあるから治るまでは歩けない」という考え方は、慢性痛の患者さんによくあるパターンです。

ところが、痛みがなくなるまで待つという考え方では、いつまで待っても歩ける状態には近づきません。

「痛みがあるから歩けない」のではなく、「歩かないから痛いのかもしれない」と考えてみましょう。

歩かなければ、「筋力がおとろえる」「血流が悪くなる」「痛みを鎮める物質が分泌されない」など、デメリットを挙げればどんどんでてきます。

一方で、歩くことによってその反対のメリットが増えるわけですから、やはり「痛くてもできる範囲で歩く」のが良いという考え方が大切です。痛みがすぐに変化しなかったとしても、他に得るものが大きいということです。

「痛いときは無理しないで休んで」という周りの声もあるかもしれませんが、安静が痛みの改善に役立つという報告はどこにもありません。周囲には自分の痛みの程度は分かりようがないのですから、自身の痛みをよく分析しながら行動してできることを増やしていきましょう。

心の痛みと体の痛みは、同じ脳の領域で感じていますから、ネガティブな感情が大きければ痛みが強くなり、痛みがあればネガティブな感情も高まります。

このような悪循環を断ちきるためにも、前向きな考えと冷静な目で分析することが大切といえます。

### ○ゆがむから痛いのか、痛いからゆがむのか

「姿勢が悪い」「背骨が曲がっている」「骨盤がゆがんでいる」などと、病院や治療院で指摘されると、「このままではまずい」と思い心配になってしまいます。

原因と言われる「ゆがみ」を直さなければ、痛みや不調はなくならないと考えている人は多く、このような考えの人は、姿勢やゆがみが整えば健康になれると思いがちです。

しかし研究によると、腰椎の前弯の強弱や骨盤の左右非対称性は腰痛と関連がないことが報告されており、そのことからも少しのゆがみがあるからといってあまり気にする必要はありません。

順番としては身体がゆがんで痛みがでるのではなく、痛みがあるからゆがむと考えることができます。

ゆがみ（原因）↓痛み（結果）×

脳神経系の異常（原因）↓痛み（結果）↓ゆがみ（結果）○

要するに、全身をコントロールしている神経の乱れや脳の不具合がもとにあって（原因）、その結果として痛みやゆがみが生じている（結果）と考えることができます。

たとえば、腰の片側の筋肉が硬くなって縮み、付いている骨を引っ張れば骨盤や背骨はそちらに傾きます。腰を伸ばして痛みが出れば、痛い姿勢を避けるために体は前傾します。

骨盤のゆがみや不良姿勢がすべて痛みの原因とはいえません。

様々な要因が合わさって身体全体の連携がうまくいかなくなり、その結果として痛みを引き起こしているのであって、思いつく原因を一つ改善したからといって痛みがなくなるとは限らないのです。

## ○健康な自分をイメージする

人間の脳は、現実と想像の区別がつかないといわれており、痛みや恐怖を想像するだけで脳の痛みに関係する部分が活性化するという研究報告もあります。

現実の痛みにも痛みのイメージにも同じように脳の神経細胞が反応しますから、痛みについてくよくよ考えたり頻繁に話題にするだけで、症状を悪化させることがあるのです。「たかがイメージ」と思ってしまうのですが、繰り返されるとそのことを現実として引き寄せます。

ですから、スポーツ選手が行うイメージトレーニングのように、うまくいく場面、健康な状態などの良いイメージを持つことが大切です。

ところが、痛みが長引くほど、健康なころの自分の記憶はうすれてきて、痛みのない自分をイメージすることが困難になってきます。

そこで、良いイメージを繰り返すことでポジティブな情報を脳にインプットしていきます。

自分の痛みがすでに良くなっていてやりたいことができている場面を、できるだけ鮮明に想像してみましょう。

短時間でも毎日イメージすることで記憶は強化され、痛みの軽減にプラスに働くようになっていきます。

## ○正確な情報が安心をあたえる

「ミツバチは必ず襲ってくる」「ミツバチは危険」「近づいてはいない」といった危険な情報があると、たとえその情報が不正確であっても、ミツバチを見つけた瞬間にストレスと恐怖で動けなくなってしまうかもしれません。

そんな時でも、「ミツバチはおとなしい」「刺されても大半は大ごとにならない」という情報が入ったとたん、恐怖は安心に変わります。

同じように、「ヘルニアが必ず痛みをだす」「ヘルニアは危険」「ヘルニアは手術でしか治せない」という知識をもとにヘルニアの診断を告げられたら、不安と恐怖でそのことが頭から離れなくなるかもしれません。

「ヘルニアと痛みとの間に相関関係はない」「多くのヘルニアは時間とともに自然になくなる」という正しい情報があれば、ヘルニアがあると言われてもそれほど心配にはなりません。

ＭＲＩで検査を受けた腰痛がない人の85パーセント以上にヘルニアが見つかりますし、ほとんどのヘルニア（脱出部分）は、それを異物と判断した細胞が食べてしまうため、消えてなくなってしまうというのが今の常識です。

不正確な情報で不安や恐怖が生じ扁桃体の興奮が強まると、本当は腰に支障のない状態でも痛みを感じやすくなります。

正しい情報をもとに扁桃体の活動をコントロールし、抑制する役割をするのが大脳新皮質にある前頭葉です。

### ○怒り怯える本能

「前頭葉」とは、人間では特に発達した理性的な部分であり、「扁桃体」は犬やトカゲでも持っている本能の部分です。

怒りや恐怖といった感情には原始的な脳である扁桃体が関係しており、前頭葉は持続的に活動して情動をコントロールしています。ところが、前頭葉は急な扁桃体の活動に対して瞬時に反応することができません。

ですから、嫌味を言ったり、思い通りに行動してくれない相手に対して瞬間的に「イラッ」とするわけです。

それでも、少し時間がたてば前頭葉が働きだして、少しの怒りは落ち着いてきます。

イライラしやすい人、不安になりやすい人は前頭葉の働きが低下して扁桃体が暴走しやすい人かもしれません。

正確な情報をもとに扁桃体の暴走を抑え、前頭葉の働きを活性化させる方法を実践することが情動をコントロールし、痛みを改善することに役立ちます。

○理性的な脳を働かせる

理性で本能をコントロールするためにも、前頭葉の働きがしっかりと行われなければなりません。そのためにも脳内の働きがバランスよく行われる必要があります。

家事や仕事をテキパキとこなすのに必要とされる「ノルアドレナリン」は、増えすぎれば緊張過多となりストレスが強くなります。しかしノルアドレナリンが少なすぎても、緊張感が乏しく仕事や勉強に集中することができません。

何か目標を設定し、欲望に向かって意欲的に頑張るモチベーションを高める際に分泌される「ドーパミン」は、多すぎれば統合失調症になりやすいともいわれています。少なすぎると意欲がわかず問題ですが、ギャンブルや甘い物などによるドーパミンの快感に依存してしまえばそこから抜け出せなくなってしまいます。

ここで重要な役割を受けもつのが「セロトニン」です。セロトニンはドーパミンやノルアドレナリンのバランスをとり、前頭葉全体をコントロールしているのです。

ドーパミン、ノルアドレナリン、セロトニンが適度に混ざり合った状態は前頭葉の働きが良い状態といえます。ドーパミン神経とノルアドレナリン神経の暴走を抑制し、心の安定を保つのがセロトニン神経なのです。

前頭葉を活性化させるためには、セロトニン神経を活性化させることです。

朝日を浴びる、ウォーキングやサイクリングなどのリズム運動をする、呼吸法などを継続的に行うとセロトニン神経は活性化されます。

### ○脳の疲れを取るためには朝が重要

1日を気分よく過ごし夜は質のいい睡眠でその日の疲れをとる。このような生活ができない人が近年増えてきています。

朝スッキリと目覚め気持ちよく活動をスタートできる人とできない人の差は、朝の行動で決まってきます。

それにはセロトニン神経を活性化させることが大切ですから、起きたらまず朝日を浴びてください。朝、２５００ルクス以上の光を5分間浴びるだけでセロトニン神経は活性化します。

蛍光灯の光では明るさが足りませんから、太陽の光を浴びる必要があります。

もっとも効果的なのが朝の散歩です。５分から30分の散歩がリズム運動と朝日を浴びるダブルの効果でセロトニン神経を活性化させることができます。

ここで大切なのは、ひたすら歩くことに集中することです。考え事や人と話をしながら歩くのでは、大脳皮質の言語脳が活動してしまい、セロトニンを活性化させる効果は半減してしまいます。

また、朝食をとることも重要です。咀嚼（噛む）もリズム運動ですから、朝の散歩ができない人は、カーテンを開けて朝日を浴び、朝食をしっかりと噛んで食べることでもセロトニン神経は活性化されるのです。

でも、こうした生活によって得られる効果に即効性はありません。短時間であっても毎日、しかも3カ月は続ける必要があります。これを習慣化して継続することで、セロトニン神経は活性化し感情や痛みのコントロール力を高めることができるのです。

## 第5章　やる気がでないときに行動するコツ

### ○脳に働きかける

ぎっくり腰になると、早く痛みを引かせたいという思いから安静を選択する人がいます。

腰痛を長引かせないためには、必要以上に不安や恐怖をもたないことなのですが、その不安や恐怖の感情を強くさせる要因の一つが過度の安静です。

以前は「痛いときには安静にする」という考え方が確かにありました。これまでは安静にして腰の負担を減らすことを重視し、その考えをもとにした対策が行われてきたのです。

しかし、このような腰を守る生活をしても、腰痛患者を減らすことにあまり効果が見られませんでした。

「腰に負担をかけてはいけない」「腰を守らなければいけない」という考え方は動くことを躊躇させ、それが習慣化すると動くことが怖くなってきます。痛みがなくなるまで動かないで待とうという考え方ではいつまでたっても行動ができませんから、生活の質も低下してしまいます。

動いて悪化させてはいけないとやりたいことをあきらめてしまえば、今の生活を楽しむことができず人生を無駄に過ごすことになってしまいます。

慢性疼痛診療ガイドラインの中には、「慢性疼痛治療においては、患者の期待の反面、痛みの軽減よりも機能改善が先行するのが一般的」と記載されています。

まずは、腰痛を治すことに執着せず、痛みのためにできなくなったこと、やめてしまっていることが再びできるように、少しずつでも再開してみましょう。

○やると決めても始められない

「気分がのらない」「モチベーションが上がらない」など、やる気がでたら始めようと思っていても、なかなか取りかかれないこともあると思います。

人は、自分の意思で決定し行動していると思いがちですが、「やるべきこと」を「やろう」と決定してもすぐに行動に移せるものではありません。

人間以外の動物は本能に従って行動していますから、食べたいときに食べ、寝たい時には寝ます。それを自分で制御し我慢することはできません。

人間には、独自に発達した理性的な脳（前頭前野）が動物的な本能の部分（大脳辺縁系）をコントロールしています。ですから、「健康のために食べ過ぎてはいけない」「やる気がでないけど仕事に行くべき」というように、理性的な判断によって自分の行動を制御することができます。

「やりたい」は動物脳、「やるべき」はヒト独自脳ですから、本当に好きでやりたいことは、本能に従ってすぐに行動できるはずです。要するに、「やりたい」のに始められないことは、本当は好きではない、「やりたくない」ことだといえるのです。

好きではないことに対しては、ただ待っていても「やる気がでる」ことはありません。順番としては、「やる気がでる　↓　行動する」ではなく、「行動する　↓　やる気がでる」です。

言い方を変えて繰り返すと、やる気がでないから始められないのではなく、始めないからやる気がでないのです。

やる気がでないことを始めるコツは、できるだけハードルを下げることです。ものすごく小さなことでもいいですから、まずは取りかかることができれば、後からやる気がでて行動できるようになってきます。

○自分の気持ちとモチベーション

「○○したい」＋「○○するのが好き」のような組み合わせならやる気がでます。たとえば、「マンガ本を読みたい」＋「マンガ本を読むのが好き」のようなセットです。

一方で、「○○しなければならない」「○○すべき」と思うことはやる気が起こらず、簡単には取りかかることができません。

「○○したい」「○○が好き」は感情を司る脳、本能が求めることと一致していますから、行動することを考えただけでも、楽しさ、やる気、快感を得ることができるためワクワクしてきます。

このワクワク感は、「ドーパミン」が分泌されている合図ですから、行動するきっかけ

「やる気」が出ます。

同じ物事でも、「○○しなければならない」「○○すべき」は感情をコントロールする、理性の部分ですから、不快なことであってもやらなければならない義務感です。

本当はやりたくないという感情を無視しているわけですから、当然モチベーションは上がりません。

たとえば、運動が本当に好きで、身体を動かす楽しさや身体が強くなっていくことへの喜びによって、気持ちが満たされるというやる気は非常に強力です。こうしたモチベーションなら、多少の疲れや痛みがあっても運動を頑張れるものです。

この場合は、「好きなこと」＋「やりたい」という組み合わせが最強のモチベーションを作りだします。

しかしながら、「健康のためや体型維持のために（運動は好きじゃないけど健康診断の数値が気になるなど）、ジムに通って運動したい（運動は面倒だけど）」となると、「運動が好きではない」＋「運動がしたい」の組み合わせとなりモチベーションはあがりません。

この場合は、健康や体型維持のために運動しなければならないとやることが義務になり、自分の感情を押さえつけ、理性的な脳でコントロールしようとしていることになります。

言葉のうえでは、どちらも「〇〇したい」なのですが、これが本当の気持ちと一致していなければ行動に移すことが難しくなります。

そこで、やる気がでなくても取りあえず行動するためのコツをご紹介します。

### ○1とゼロは違う

私は、今は気分が乗らない、時間に余裕がないという気持ちの時に「1とゼロは違う」という言葉を唱えるようにしています。

何か行動したいけど、今は時間やモチベーションが十分でないというときにでも、1回、または1分でもそれをやることができれば、まったくやらない「ゼロ」とは違うということを自身で確認するための言葉です。

たとえば、「運動不足なのは分かっているけど仕事が忙しくて運動する時間がない」という人は多いと思います。きっとそうなのだと思うのですが、仕事から帰って夕飯を食べる前に腹筋を1回だけでもやってみてはいかがでしょうか。

腹筋1回ではやったうちに入らないと思いますか？

やっても何も変化は起きないでしょうか？

確かにそれを1日だけやって終わりでは効果は無いに等しいのでしょうが、その1回を毎日続けてみたらどうでしょう。1週間も継続すれば、最初のころよりその1回が楽にできるようになっていると思います。

「腰が痛くて歩けない」という人が、1日1分散歩してみたらどうでしょう。

もし、1分歩けたなら、「痛くても1分なら歩ける」ということが分かり自信になるかもしれません。

これが毎日続けば1カ月で30分ですから、1日中家の中でじっとしているのとでは大違いです。

うまくいけば、1週間後には歩ける時間が伸びているかもしれませんし、日を浴びた効果からセロトニンが分泌されて、気分が変わりやる気がでてくるかもしれません。

このくらいまでやることのハードルを下げてはじめて、人は行動に移せることをまずは知っておいてください。

痛みが長引く人の特徴として、「全か無か」「ゼロか100か」といった極端な考え方があります。完璧を目指し常に100点を求めてしまうのです。

このような考え方の癖を修正するためにも、やることを分けて小さな目標を達成していく感覚が大切です。

達成感を積み重ねることによって頑張る意欲がわき、もっと大きな目標を再設定し実践できるようになります。

○やるのが先、やる気は後からついてくる

まずは1回または1分だけでもやってみること。これに成功したらしめたものです。

あなたにも、やる気がでなくて部屋の掃除になかなか取りかかれずにいたのに、はじめてみたら止まらなくなり、予定になかったところまで片付いてしまったなんて経験はないでしょうか？

まったくやる気の起きなかった作業でも、やり始めてみるとだんだんと気分が乗ってきてやる気がでてくることを、「作業興奮」といいます。

脳内報酬系と呼ばれる「側坐核」が活動すればやる気が起きます。ただし、この側坐核はある程度の刺激があってはじめて活動をはじめるのです。

とりあえずでも作業をはじめると、それが側坐核に刺激をあたえどんどんとやる気がでてきます。

いつまでも待っているだけではやる気は起きませんから、とりあえず始めることが大切です。

「これくらいはやったうちに入らない」といった考え方で目標を高く設定しすぎては、なかなか取りかかるまでいきません。できるところまでハードルを下げていくことが行動するコツです。

○とりあえずでも小さな達成感が得られる

とりあえず腹筋を1回やってみようという考えではじめても、その1回をやったからこれで終わり、という人はあまりいないのではないでしょうか。

1回だけと思ってはじめても、たいていの人は勢いであと何回かはやってしまうものです。

何回かできてしまえば、その達成感からドーパミンが分泌されて、脳は「快」の刺激を受けます。そして、脳はさらなる快を求めますからもっとやろうという意欲がでてくるのです。

私も文章を書き始めるまでにやる気がでず、取りかかるまでに時間がかかることがあります。

そんな時、とりあえずパソコンのファイルを開いて、これまで書いた文章を読み返してみます。

読んでいるうちに「ここの文章を少し修正しよう」と手直ししたくなり、それをするうちに「この話の流れなら次の章はこんな内容にしよう」などと徐々にエンジンがかかってきます。

ここまでくると、「これも書いておきたい」「ここまでは書き上げたいな」といった具合に止まらなくなってきます。休憩することも忘れて夢中に書き進めるうちにいつのまにか時間が経ってしまい、「まだ書き足りない、もっと時間が欲しい、もっと早く取りかかればよかった」という気持ちになることもあります。

まずは、「パソコンのファイルを開く」という行動によって側坐核に刺激が入り、それがきっかけとなり次のやる気が起きるわけです。

同じように、「外出の準備をして外に歩きにでる」をやろうと思っても、おっくうで「明日からにしよう」などと行動できないかもしれません。

とりあえずくつ下を履いてみる。次に靴を履いてみる。とりあえず外に出てみるといったようにやることを分割し、ハードルを下げて取りかかります。

歩き出してみればやる気スイッチが入り、最初に思っていたよりも長く歩けるかもしれないですし、次に歩く意欲がわいてくるかもしれません。

○最初は物足りないくらいでちょうどいい

やり始めてみるとエンジンがかかってきて、久しぶりのウォーキングなのに頑張りすぎてしまう人もいます。

これまで何年も歩いていなかったのに、急に1時間、またはそれ以上歩いてしまうことによって、また痛みが出たという方も時々いらっしゃいます。

そのことを理解されているのなら良いのですが、中には歩いたから悪化したという気持ちが強くなり、また歩くことをやめてしまう人もいます。継続することが最も大切ですから、最初から無理をすることはありません。

若いころ陸上選手だったお父さんでも、子どもの運動会で、全く練習せずに全力で走れば転んでしまいます。しばらくやらなかったことを急にやろうとしても、身体はすぐには対応できず、思ったように動けていないことが考えられます。最初は無理せず、練習のつもりで少しずつ増やしていくことをお勧めします。

だんだんと慣れてきたら、何か目標を設定してみましょう。でも、その目標があまり大きすぎても、簡単すぎてもモチベーションはあがりません。

少し頑張ればクリアできる適度の目標を設定すると、それを達成するたびにドーパミンが分泌されます。これを繰り返すことがやる気を継続させるコツです。

継続することが習慣になるころには自分に合った運動量が分かってきますから、運動をする目的に応じて適度に行ってください。

○比較する相手は少し前の自分

患者さんに具合を聞いたとき、「良くなっています。でもここがまだ痛みます」「痛みは同じですけど歩きやすくなりました」という人は早く良くなっていく人です。良くなったところに注目できていますから、不安な感情が減り脳の痛みの興奮も鎮まりやすいからです。

一方で、「変わりません」「まだ痛いです」という人は、その後の回復が遅いようです。最初と比較すると良くなっているところもあるのですが、痛みが生じる前の状態と比較している人は、いつまでも痛みに意識が向いてしまいます。

中には「若いころはこうだった」と、ピークの自分と比較して、今はダメだと悲観している人までいます。これでは、いつまでたっても良くなった実感を得ることはなく、不安やいら立ちから解放されませんから痛みの興奮は増してしまいます。

比較するのは、痛みが始まったときの自分、あるいは数日前、1週間前の自分です。その時より良い変化があるのなら、わずかでも確実に回復に向かっているということです。「以前のようにできない」「昔はこうだった」と完璧を目指し、0か100で物事を判断していてはよい変化を見逃してしまいます。少しの変化が積み重なり、その先に完治があるのです。

その日のコンディションもありますから、「昨日よりも痛い」と思ったら、1週間前と比べてみましょう。悪いなりにも1週間前より少しでも痛みが軽くなっている、痛みは同じでも動きやすくなっているといった変化があるなら、やはり回復しているということです。

良くなっているところ、できるようになったことに目を向けることができれば、脳は安心し痛みは確実に改善へと向かっていきます。

## ○気持ちよく体を動かす

本来、体を動かすのは気持ちいいことだということを思い出しましょう。

子どもの頃は、走ったり跳んだりするだけでも楽しくて、疲れることなど考えもしないで遊んでいたのではないでしょうか。

それがいつからか、「もういい歳だから」「疲れがたまるから」と考えることが習慣になり、できるだけ体を休めるべきという考えから、動くことを避ける生活になってはいないでしょうか。

確かに、年齢による体力の衰えは誰にでもあるのですが、同じ年齢でもすごく活動的で元気な方も周りにいると思います。

「あの人はもともと丈夫だから……」「あの人は特別」などと思ってしまうかもしれませんが、この違いはもともと体が強いからというよりも、その時の生活習慣からくるものといえます。

もちろん休養も必要ですが、そもそも体を動かす習慣がなければ人よりも疲れやすい自分をつくることになります。じっとしている時間が多くなるほどスタミナが落ち疲れやすくなるため、いつも休息を求めてしまいます。

痛みがあるときには外にでることさえもおっくうになり不安かもしれませんが、まずは行動してみましょう。最初は1分でもいいですから、わずかでも歩けることを実感してください。

次々と浮かんでくる後ろ向きの考えを手放し、まずは自分のペースで歩いてみましょう。痛いけど歩けたという自信、達成感、気持ちよさ、何かを感じとることができたなら、そこから良い変化がはじまるはずです。

## ○癒しも必要

とはいっても、時には身体を休めることも必要です。現実には根性だけでは乗り越えられないこともあるからです。

本当は疲れて限界なのに、それを見ないふりして頑張りすぎてしまうと、心身共に疲弊してしまうことがあります。

時にはリラックスして、いつも緊張している身体の力を抜いてみましょう。

呼吸は浅くなっていないでしょうか。

痛みで体に力が入っていないでしょうか。

そんな時には、大きな深呼吸をしながら全身の力を抜いてみましょう。

深呼吸をすることによって、自律神経のバランスが整い、リラックスすることができます。

他にも、ペットと触れあう、映画やドラマを見て感動の涙を流す、瞑想する、好きな音楽を聴くなど、「癒しの時間」を持つことでセロトニンやオキシトシン、エンドルフィンといった脳内物質が分泌され、心や身体の疲れを癒してくれます。

インターネットで対処法を探すよりも、そこに費やす時間を癒しの時間にあてる方が、リラックスする神経が優位に働き疲れも早く回復します。

## ○自分で治す意識が自信につながる

風邪をひいたとき、膝をすりむいたとき、腰痛になったとき、それぞれに思いつく対処法があると思います。

風邪をひいて高熱がでたら解熱剤、すり傷には絆創膏を貼るなどの一般的な対処法をおこない、あとは自然に治るのを待ちます。つまり、治療があるなしに関わらず最終的には自分の身体が治すわけです。

重大な疾患が原因の症状を除き、大半の腰痛は自然に治るのですが、痛みが長引く患者さんほど、「誰かに治してもらう」という意識が強い傾向があります。

痛みどめ、注射、マッサージ、牽引、整体、鍼灸、コルセットなど、腰痛に関しては対処法が多様なのですが、中にはどれを試してみても改善しないという方もいます。

今のところ、腰痛に関してこれは絶対に効くという治療法はありません。クスリや注射で痛みが和らいでも、最終的には自分の治癒力で治るのです。

最近は、こういった受け身の治療ではなく、積極的に体を動かす運動療法が推奨されています。安静を回避し、日常生活を維持し、仕事も可能であれば休まないことが勧められています。

運動することによって、全身によい効果がもたされることが分かっています。痛くて動かせないのなら、痛くない場所を動かすことでも痛い場所への鎮痛効果が期待できます。

こうして自分で治したという経験は自信となり、また同じような痛みがでたとしても、自分で前向きに対処することができるようになるのです。

# 第6章　自律神経は呼吸と姿勢で整う

○自律神経の乱れ

自律神経は人が意識せず、寝ている間も休むことなく働く機能をコントロールする神経です。消化吸収、呼吸、心拍数、血流などを調整し、平常時、緊急時とも身体が最適に機能するように働いています。

身体的な反応としては、不安や怒りなどの感情に反応し交感神経が高まり、血管の収縮が起こると筋肉をはじめとする組織への血流量を減少させることになります。その組織に運ばれる酸素量が不足することによって、痛み、しびれ、筋力低下といった症状が発生します。

酸素不足による症状で分かりやすい例としては、長時間正座をして立ち上がろうとすると、しびれて力が入らないことがあります。これは、ふくらはぎの筋肉が圧迫されて血液の流れが悪くなったときに、筋肉などの組織が酸欠になり生じる現象です。

他にもストレスによって引き起こされる身体の反応には、咳、高血圧、動悸、胃痛、下痢、便秘などと様々で、その多くには自分の意思ではコントロールできない自律神経の部分が関わっているのです。

筋肉がこわばり、血流量を減少させる交感神経優位の状態を、副交感神経優位へと切り替えることができれば、緊張を緩和し、感情や痛みのコントロールをしやすい身体の状態にすることが可能となります。

### ○緊張で呼吸は浅くなる

ストレスを感じて緊張状態にあるとき、呼吸は浅く早くなっていることが多いのですが、そのことを本人は自覚していないことが多いようです。

普段から呼吸に意識を向け、しっかりと息を吐くことを心がけましょう。

呼吸を意識するとき、吸う方にばかり意識が向きがちなのですが、特に緊張しやすい人ほど息をしっかりと吐くことが出来ていません。これでは肺の中に空気が残ってしまい大きく吸うことができないため、呼吸そのものが浅くなってしまいます。

心拍数や血圧を自分の意思で上げ下げすることはできませんが、呼吸だけは、自分が思うように吸ったり吐いたりをコントロールすることができます。

呼吸が浅く早くなっているときは、交感神経が高いことを示しています。このとき、意識的に深呼吸を行うことで副交感神経優位に持っていくことができるのです。

深呼吸によって血圧は下がり、心拍数は減少し緊張は緩和します。リラックスできているということは、副交感神経が優位になっている状態なのです。

深呼吸程度のことで、身体に大きな変化があるとは思えないかもしれませんが、スポーツをしているときのことを考えると、その効果が分かりやすいと思います。

たとえば、走っているうちに息が荒くなり、心拍数が増え体温が上がります。この時は、交感神経が高くなっている状態で、ゴールして走るのをやめた後でもすぐには治まりません。

そこで多くの人は、早く呼吸を整えて平常時に戻ろうと、意識的に深呼吸を実践すると思います。

このように、深呼吸をすることによって早く落ち着く、つまり、早く交感神経の興奮を鎮めて副交感神経優位に持っていく効果的な方法が呼吸を整えることだと、多くの人は経験的に知っていて実践しているのです。

身体と心の緊張を緩める方法の一つとして、深呼吸を上手に利用してください。

○間違った深呼吸は逆効果

落ち着こうとして深呼吸をするのですが、あせって空気をたくさん取り入れようとするほど、見た目に反して効果的な深呼吸ができていないことがあります。

患者さんに「深呼吸をやってみてください」とだけ伝えると、手を広げながら胸を開き大きく呼吸しているように見えるのですが、呼吸のペースが速く空気を十分に取り込めていないやり方になっている人がいます。

正確に深呼吸をやろうと思えば、吸うのに5秒かけたら吐く方には10秒以上はかけて下さい。

感覚的に吐き終えたなと感じたところから、さらに数秒程度は吐くことができますから、10数秒かけて吐きだしてようやく肺にある空気を吐ききることができます。

あとは、吐きだした分の空気が自然と肺に入ってくるように吸い込みます。

やってみると分かるのですが、ある程度空気が入るとさらにダメ押しで吸い込もうと思っても、それ以上は肺に入っていかず苦しいだけです。

つまり、呼吸をするとき、吸う方にばかり意識が向いてしまうと、空気がうまく入っていきません。息を吸い込むときには交感神経が優位に働くため、頑張りすぎると逆効果なのです。

結果的に、多くの空気を取り入れようと思えば思うほど、呼吸数が増えるだけで効率的ではありません。どちらかというと、深呼吸というよりは過呼吸に近いやり方になってしまい、目的に反して緊張や不安を強めてしまうことになります。

○口呼吸は闘うか逃げるモード

深呼吸とは別に、日常生活の中で無意識に行われている呼吸にも目を向けてみましょう。

あなたはいつも口が開いていて、口呼吸になってはいないでしょうか？

口呼吸が必要とされるのは、激しく体を動かし大量の酸素を必要とするとき、つまり闘うか逃げるかモードのときです。口呼吸は緊急事態のサインになり、ストレス反応を引き起こし交感神経優位の状態をつくります。

試しに指が乾燥して紙がめくれない、スーパーのレジ袋が滑って開けないなんてときに、5〜6回素早く口呼吸をしてみるとうまくめくることができます。口呼吸をすることによって指に汗をかいたからです。

人は、体温調節を目的に全身に汗をかくのですが、手のひら、足の裏、ワキの下にかく汗は違います。これは体温調節とは別に、緊張した時やストレスを感じた時、自律神経が乱れた時にかく汗で「精神性発汗」と呼ばれています。

つまり、口呼吸をしたときに生じた手のひらの汗は、緊急時の闘争逃走反応であり、交感神経が活発に働いていることを示しています。

闘争逃走反応とは、山の中で猛獣に出くわしたときのような生命の危機に、瞬間的に逃げるか闘うかの判断をし、行動に移すための反応です。心拍数は高まり全身の筋肉に血液が送られ、胃腸の働きはストップします。こうした働きは、ストレスに反応して分泌されるノルアドレナリンの作用によるものです。こうした危機的な状況でなくても、胸が動く口呼吸は交感神経優位の状態を作り出します。慢性的な口呼吸は自律神経の乱れとストレス反応を生じさせる要因の一つといえます。

これからお勧めする「鼻呼吸」が習慣化すれば自然と腹式呼吸になりやすく、交感神経の興奮を抑制し、心理的にも落ち着くことができます。

○片鼻呼吸法

片鼻呼吸法の詳しいやり方については、後ほどご説明するのですが、要は、片方の鼻を指で押さえてもう片方の鼻で呼吸をするという方法です。

やってみると分かるのですが、健康状態に問題がない人でもどちらか片方の鼻がつまったように呼吸がしづらく息苦しいと思います。

これには理由があり、人間の鼻は普段から片側が閉じています。「交代制鼻閉」という生理現象で、鼻の粘膜の乾燥を防ぐために2〜3時間おきに鼻の粘膜が交互にふくらむからです。

つまり、正常時でも左右の鼻の通り具合は時間とともに変化し、片方がつまっているのですが、それを正常時に感じることはほとんどありません。

口で呼吸する方が楽に思えるかもしれませんが、鼻呼吸には自律神経を整える以外にも、多くのメリットがあるので、いくつかご紹介します。

・鼻呼吸をすると吸い込む空気が温まり湿度が上がる
・鼻呼吸では、外部から細菌やウィルスが侵入するのを防ぐことができる
・鼻の粘膜でつくられる一酸化窒素を肺に送り込むことができる

一酸化窒素には、血管を拡張させる働きがあるほか、「高血圧を予防する」「コレステロール値を下げる」「動脈の柔軟性を保つ」などの働きが認められています。

○片鼻呼吸法の練習

運動でも日常生活のことでも普段やっていないことを始めるには練習が必要です。鼻呼吸も練習することで楽にできるようになり身に付きます。

1、右手親指を右鼻、人差指を左鼻にそえる
2、右手親指で右小鼻を押さえて左鼻から息を吸う
3、人差指で左小鼻を押さえ、解放した右鼻から息を吐く
4、吐ききったら右鼻から息を吸う
5、右小鼻を押さえて左鼻から息を吐く
6、吐ききったら左鼻から息を吸う
7、3～6を2～3分間繰り返す

通常の深呼吸のやり方と同じく息を吐くことに意識を向けて行ってください。

最初は息が吸いづらく苦しいかもしれませんが、これはトレーニングですから時間を見つけて短時間でもよいので継続してみてください。何日か続けるうちに鼻で呼吸すること に慣れ、自律神経が整い、口呼吸よりも鼻呼吸の方が楽なことに気づくことができると思

います。

## ○背をすじ伸ばすと気分が変わる

自分は姿勢が悪いと自覚されている人は非常に多いようですが、修正しようと思ってもなかなかうまくいかず、すぐに元の姿勢に戻ってしまいます。

必ずしも姿勢の悪さが直接腰痛の原因になるとはいえないのですが、これまでの研究によると、背中を丸めていると気分まで落ち込んでくることや、背すじを伸ばして座ることでその反対の効果があることが分かっています。

実験に参加した軽度から中度のうつと診断されている61名の被験者は、全員背中を丸める傾向でした。その中の半数には背すじを伸ばして座るように、残りの半分は普段通り座るように指示を出し実験をしました。

その結果、背中を伸ばして座ったグループはそうでないグループよりもエネルギー、やる気、注意力が増し、恐れが減り、自尊心が高まることが明らかになりました。

心の安定をもたらすセロトニンは、姿勢と深く関係しています。正しい姿勢で立つだけでもセロトニンは活性化されます。

私たちの行動は、脳の働き、分泌される脳内物質の量によって操られているともいえるのですが、それとは反対に動作によって脳の働きを変えることができるのです。

それに、猫背の姿勢では胸が閉じ深く吸い込むことができないため、呼吸が浅くなってしまいます。これでは呼吸が乱れ、自律神経も乱れやすくなってしまいます。

背すじを伸ばし姿勢を正すだけで、気分が良くなり緊張は緩和します。

余計な力が抜けた良い姿勢を維持しながら、緩やかな鼻呼吸を習慣化できれば、不安や恐怖が減り自律神経は整いやすくなります。

○バランスよく安定して立つコツ

良い姿勢といわれると、多くの人はピシッとした「気をつけ」の姿勢をイメージするのではないでしょうか。

気をつけの姿勢は見た目が良いのですが重心が定まらず、全身に余計な力が入っていてすぐに疲れてしまいます。理想の立ち方とは見た目はもちろん重心のバランスがよく、余計な力が抜けた立ち方です。

私がお勧めしている立ち方のポイント一つ目は重心の取り方です。やり方は簡単ですから、立っているときこまめに実行しその姿勢を定着させましょう。

1、自然に立った姿勢からかかとを持ち上げます。（つま先立ち）

2、かかとをゆっくりと床に下ろします。

試してみると分かるのですが、たったこれだけで重心の位置が変わり安定して立つことができます。

気をつけの姿勢では、重心の位置が定まらず不安定です。それに対してかかとを一度持ち上げゆっくり下げた姿勢は、重心がつま先寄りに移動し安定します。

慣れるまでは、上体が少し前につんのめった感じやかかとが少し浮いた感覚になることがありますから、その時は少し顎を持ち上げて目線を上げてみましょう。重心を保ったまま上体だけを骨盤の上に戻すことができます。

すると、腰の適度な弯曲ができあがり、真っすぐに安定して立つことができます。この重心を確認する動作をあらゆる場面で実行してみましょう。

たとえば、キッチンで食材を切る、洗い物をする、洗面台で手を洗うといった動作の前にこの方法で真っすぐ立ってから作業をはじめてみましょう。同じ前かがみの姿勢でも体幹の軸がしっかりし、腰高の安定した前傾姿勢で作業ができるはずです。

また、椅子に座る前にこの動作で真っすぐ立ったらそのまま腰を下ろしてみましょう。自然と背中が伸びた姿勢で椅子に座れるはずです。

このエクササイズの良いところは、理想の姿勢を頭で考えるのではなく、きっかけとなる動作を一つするだけで瞬時に姿勢を修正できるところです。姿勢が崩れてきているなと思ったら再びかかとを持ち上げ下げるだけで、何も考えなくとも安定した姿勢に戻すことができます。

やることが複雑になるほど継続することが難しくなります。

このエクササイズは非常にシンプルで楽なので、私も一日のうちに何度もこれを実行し姿勢が崩れていないかをチェックしています。

## ○余計な力が抜けた立ち方のコツ

かかと上げの立ち方で重心の位置を確認したら、今度は肩の周りに入ってしまう余計な力を抜いてみましょう。

肩こりの人や緊張しやすい人は肩に力が入りやすく、いつも両肩が少し持ち上がっていることがあります。多くの場合本人にその自覚はなく、うまく力を抜くことができません。それが習慣になると、肩が上がった位置が正常として脳に記憶され癖づけされてしまいます。

1、両肩をすくめて耳の方まで持ち上げます。
2、両肩の筋肉を最大限に緊張させて数秒間保持します。
3、脱力して両肩をストンと落とします。

このストンと両肩が下がった位置が、しっかりと力が抜けた肩の位置です。正しい肩の位置を確認することと、しっかりと脱力することを目的に行って下さい。

○肩甲骨の位置を確認する

両肩の高さが分かったら、次は胸の開き具合をチェックしましょう。

猫背の人や緊張しやすく自信がない人は、いつも両肩が前に出て肩甲骨の間が開いてしまっています。これでは背中は丸まり胸が閉じてしまうため、うまく空気を吸い込むことができません。

そうかといって、大げさに胸をはっても威張ったようで見た目が不自然ですし、背中の筋肉が過度に緊張してしまいリラックスすることができません。

前の二つのエクササイズで重心と両肩の高さを確かめた姿勢で立ち、肩甲骨の位置を確かめる動作をやってみましょう。

1、両方の肩甲骨を中心（背骨）に向かって思い切りよせます（息を吸いながら）

2、左右の肩甲骨がくっつくくらいに背中の筋肉を緊張させて数秒間保持します

3、一気に脱力すると両肩が少し前に出て肩甲骨の間も少し開きます（息を吐きながら）

脱力する際のコツとしては、息を「フッ」と短く吐きながら一瞬で脱力することです。

吐く息が長くなると両肩が前に出すぎてしまい、背中が丸まってしまうことがあるからです。

重心の位置、両肩の高さ、左右の肩甲骨の開き具合を順番に確認して、この立ち姿勢を身につけてみてください。

## ○楽しいから笑うのか、笑うから楽しいのか

緊張すると顔がこわばり自然な笑顔をつくることができません。表情がかたい状態は交感神経が優位の状態です。逆に、副交感神経が優位のリラックスした状態では表情がやわらかくなります。

ためしに眉をひそめて、口をすぼめ、首をかしげながら楽しいことを考えようとしてください。あまり楽しい気分になれないはずです。

次に、顔をあげ、口角をあげて笑顔をつくり、同じように楽しいことを考えてください。笑顔をつくる前よりも楽しいことを考えやすくなったのではないでしょうか。

笑顔をつくるだけで副交感神経をはたらかせ、リラックスすることができるのです。

つまり、「楽しいから笑う」ことと「笑うから楽しくなる」ことは両方あるわけですか

ら、普段から笑顔を増やすことで気分が変わり、緊張した心と身体を緩めることができます。

同様に、背すじを伸ばすことで気分が良くなり恐怖が減ることも研究で報告されています。

楽しく感じない、元気がなくやる気がでない人は、たった10秒間でいいですから背すじを伸ばして笑顔をつくってみましょう。

○笑顔をプラスする

姿勢を作る動作をするときに、笑顔を取り入れてみましょう。

たとえば洗面台で手を洗うときなど、屈むまえに鏡を見て笑顔をつくりながら、先ほどの三つのポイントを確認し姿勢をつくりましょう。そのまま笑顔と姿勢を保ちながら前傾し、手を洗うなどの行動に移ります。

研究によると、10秒間笑顔をつくると、心拍数が低下し筋肉が弛緩したリラックス状態になり、反対にしかめっ面をつくってもらうと筋肉がこわばり体温が低下します。

前に述べた通り、背中が丸まり姿勢の悪いときはセロトニン神経が働かず交感神経が優位な状態です。

同様に、顔がこわばり表情がかたい状態も交感神経が優位な状態なのです。

気持ちが落ち込んでいるときは無表情になりやすく、自然な笑顔をつくれなくなってしまいます。そこで、鏡の前に立ったとき、姿勢をつくる練習とともに笑顔をつくる練習をすれば、ダブルの効果でセロトニン神経が活性化し自律神経が整い落ち込んだ気分も良い気分に変わってきます。

# 第7章　注意を外に向けると痛みはやわらぐ

## ○痛みを忘れてしまうことがある

第2章の中で、腰を痛めた大竹まことさんがラジオ本番中は痛みを忘れていたことを紹介し、痛みをやわらげる脳内物質のことを中心に解説しました。

この章では、注意がどこに向かっているかによって、痛みが強くなったり感じなくなったりすることについて述べていきます。

痛みに注意が向いているときには痛みが強くなりますが、痛み以外のことに注意が向いているときには鎮痛作用が働き痛みを感じなくなることがあります。

その鎮痛作用は強力で、「戦争中は銃で撃たれた傷でも痛みを感じない人が多くいた」という報告があるほどです。

これは、戦争という強いストレスの中にいると注意がそちらに向き、痛みに注意が向かなくなるためで、これは心理的な痛みだけでなく実際にケガをした痛みにも働く現象といえます。

日常生活の中でも、仕事を必死にやっているときには痛みを忘れていて、仕事が終わるとまた痛くなるという人もいます。

集中して何かをやっているときには痛みに注意が向かないため痛みを感じません。一方で、痛みが気になって仕事に集中できないという人もいて、注意がどちらに向きやすいかによって痛みの強さが変わってきます。

ただ、痛みのことを考えないようにしようと思うほど、そのことを考えてしまうという人間の心理もありますから、頭の中に注意が向きやすい人は、他のことに注意を向ける練習が必要です。

### ○頭の中の思考を減らす

痛みのことばかりを考えていると、「いつまで痛みが続くのか」「痛みの原因はなにか」などと、いつもそのことが頭から離れなくなり、1日中痛みのことを考えてしまうことになります。

これは、いつも頭の中に注意が向いて、思考に支配されている状態です。

このようなときは、いつも考え事をしていて上の空の状態ですから、注意を他に向けることが難しく、痛みから気をそらすこともうまくできません。

これは、嫌な出来事を思い出しているときの、「あの人は間違ってる」「許せない」などの心の声と似ています。心の声が多いほど頭の中はネガティブな思考でいっぱいになり、良いことには気づきにくくなります。

たとえば、考え事をしながらでは、食事をしていても食べている料理に注意が向かず、美味しいという感覚も得られないでしょうし、本を読んでも全く内容が入ってきません。このような癖は、慢性痛やうつ病の人などに多く、外の世界よりも自分の頭の中に注意が向き悩みがちになってしまいます。


考えないようにすることは非常に困難です。ためしに、目をつむって1分間何も考えないようにしてみてください。おそらく、ものの5秒10秒で考えやイメージが浮かんでくると思います。

思考をコントロールすることは難しく、頭の中に注意が向きやすい人ほどいつも何かを考えています。そして、こうした傾向が強い人ほど痛みにも注意が向きやすくなります。反対に、外への注意が強くなると、頭の中への注意が弱まりますから考え事ができなくなります。

頭の中の世界から抜け出す方法として、マインドフルネス、呼吸法、瞑想などが勧められています。

○食べる瞑想

瞑想というと、少し敷居が高いとか怪しいといったイメージを持たれる人もいるかもしれませんが、瞑想には様々な方法があり、その効果は科学的にも認められています。

食べる瞑想として知られているレーズンエクササイズは、手でつかみ（触覚）、見た目（視覚）、におい（嗅覚）、触った時の音の有無（聴覚）、口に入れて味わう（味覚）、飲み込むといった流れの中で、五感すべてをレーズンに集中させるトレーニングです。

この五感に注意を向ける行為は、頭の外に注意を向けることになりますから、うまく集中することができればその間は頭の中に他の考えは浮かばず、今この瞬間を意識することができます。

実際にレーズンを用意して実践するのは面倒かもしれませんから、いつもの食事で試してみましょう。

一食すべては大変でしょうから、最初の1口2口だけでも五感に注意を向けながら口に運び、時間をかけて咀嚼してから飲み込んでみましょう。

1、ごはんを箸でつかみ、箸を通して触った感覚を確かめます
2、色、形、粒の大きさなどを見て観察します
3、においをかぎます
4、口に運びよく噛みます（目をつむるとより味覚が協調されます）
5、飲み込みます（食べたものがのどを通過するのを感じましょう）

食べることに集中することによって様々な気づきがあると思います。

お米そのものの味、味わうという行為、なにより食べていながらいつも気持ちは他のところにあったこと、過去や未来のことを考えて嫌な気持ちになったり、痛みのことばかり

考えていたことにも気づくかもしれません。

このエクササイズは、頭の外に注意を向ける練習はもちろん、習慣的に取り入れることでストレスが軽減する、過食が減るなどの良い効果を期待することができます。

### ○頭が忙しいと痛みに注意が向かなくなる

五感に注意を向けて食べているときには、嫌なことを考えたり悩んだりすることはできないはずです。反対に、考え事や悩み事をしているときには、五感に注意が向かず味わうことが難しくなります。

ここでは、どちらかに注意が向いているときには、もう一方に向く注意は邪魔されてしまう感覚を感じて頂きたいのです。

頭の外に注意が向いているときには、痛みに注意が向くことを邪魔されている状態ですから、痛みのことを忘れてしまうこともあります。

大竹まことさんがラジオ本番中に痛みを感じていなかったことも、こうした鎮痛効果が働いていた可能性が高いと思います。

慢性疼痛患者の人は、「いつも痛い」「何をしていても痛い」とお答えになることが多く、ここからも自身の痛みに注意が向きすぎていることが分かります。

痛みの多くには、「○○しているときは痛みが強い」「○○してるときは痛みが少ない」ということが必ずあるはずですから、「いつも痛い」人は外への注意が少なく、そのことに気づくことができないのだと思います。

しかしながら、「痛みを気にしないように」すればするほど痛みのことを考えてしまう心理があるわけですから、頭の外に注意を向ける練習を重ね、痛みを忘れられる感覚を学習していくことが大切です。

○脳が忙しいと考えごとができない

頭の外に注意が向いているときには、考え事をすることが困難になります。これは、痛みにも注意が向きにくい状態といえます。

見る、声を出す、体を動かすことを同時に行うことは脳にとっては忙しい状態ですから、考え事（頭の中の注意）はできなくなります。

たとえば、散歩中何も考えずに歩いている人は少ないでしょう。楽しいことを考えている人、嫌なことを思い出している人など様々だと思います。

有酸素運動中は言語の部分が使用されていないため、頭の中はヒマな状態なのです。ゆっくりと景色を見て癒されたり、何かのアイディアを考えたりするときにはいいのでしょうが、嫌なことを思い出したり、先のことを考えて不安を感じながら散歩をしていても、気持ちが落ち込む一方です。

散歩をするときにでも、歩くことに集中できているときには、心の声も少なくなってきます。


たとえば、歩いた歩数を数え、それをつぶやきながら歩いてみると、心の声は数えることに邪魔されて消えてしまいます。仮に、心の声が勝ってしまい嫌なことを考えているときには、頭の中に注意が向いているため正確に歩数を数えることができないはずです。

また、本書でご紹介した片鼻深呼吸をやるときも、息を吸うとき、吐くときの長さを正確に数えながらやっているときには、頭の中に注意を向けることは難しくなります。

このように、痛みだけ、嫌な感情にだけ注意を向けることなく、頭の外にも注意を向けるトレーニングをすることで、「これをしている時は痛い」「これをしている時は痛みが楽」という要因に気づきやすくなり、「いつも痛い」ということは少なくなってきます。

○頭を忙しくさせるエクササイズ

ここまで読んでみても、なかにはピンとこない人もいるかもしれません。頭が忙しい状態をこのエクササイズで体験してみてください。

・左手を見て、親指、人差指、中指、薬指、小指と順番に右手を使って声を出しながら折り曲げます。
・小指まで折り曲げたら、さっきと反対に小指から親指まで順番に伸ばしていきます
（見て、声をだしながら）
・指を折るときも伸ばす時にも、「見る、声を出す、右手で操作」することをしっかりと行って下さい。

これをやっている間は、「見る、動かす、言葉をつかう」に全ての注意が向いているため、頭の中に注意を向けることが不可能になりますから、心の声は消えているはずです。

もしこれをやりながら考え事ができるのなら、「見る、動かす、言葉をつかう」のどれかがおろそかになって、動きが止まったり、指の名称を間違えてしまったりと正確にエクササイズを行うことができなくなっているはずです。

嫌なことや痛みのことを考えて、不快な気分のときにこのエクササイズを行えば、その感情から抜け出し落ちつくきっかけにすることができます。

ポイントは、「見る、動かす、言葉をつかう」を同時に行うことです。たとえば、このような文章を書くときにでも、声に出しながら書く、声にだしながら打ち込むことをすれば、他に注意が向きませんから作業に完全に集中することができます。

## ○痛みに注意が向くと痛みが増す

私たちは、痛みを意識した途端に痛みに過敏になり、何かに夢中になっているときには痛みを忘れることがあります。

人は、痛みのことをイメージしたり、口にするだけでも脳の痛みの領域が活性化し痛みを強く感じやすくなります。すると、ケガが良くなっているのに、痛みが長引いてしまうことがあるのです。

つまり、「気にすると痛くなる」→「痛いから気になる」→「気にすると痛くなる」という悪循環が繰り返されることがあり、これは慢性痛患者の特徴といえます。

これを、「気にならないから痛くない」→「痛くないから気にならない」の良い循環に変えることができたなら、痛みから解放される可能性は高くなります。

「痛みがなくならなければ痛みを忘れることなんてできません」などと考えてしまうのですが、生活している中で、痛み以外に注意が向き、痛みを忘れているときが少しはあるはずですから、まずはそこに気づくことです。

痛みを忘れていた瞬間はなかったかを思い出し、「気にならないから痛くない」という場面を増やしていくことが、痛みを長引かせない自分をつくるコツです。

# 第8章　それでも変化することが不安になる心理

○不安だから変わらない

「運動して悪化してはいけないから、無理しない」

「少し痛くても悪化するよりはまし」

このように、人には、リスクを負ってまで変化を得るよりも、現状を維持していた方が安心という心理があります。

いつもと違う行動をとることで、新たな利益を得られる可能性があったとしても、変化を恐れて行動することができないのは、「現状維持バイアス」が働いているからです。

人は、利益によって得られる満足度よりも、今の習慣が失われることに不安を感じます。

でも、このような先入観にとらわれていると、冷静な判断ができず、自分が知らない楽しさや幸せと出会うチャンスを逃し、不満の多い生活を送ることになるかもしれません。

変化しないことによる「安心」を選んだために、「不幸」な方向に進んでいることに気がつかないと、その不快な状況は変わらず月日だけが過ぎていくことになります。

○変わるのが面倒

そもそも、人は変化が苦手です。

使うものがいつもの場所に置いてあり、毎日同じ道を使って通勤、通学をするのは安心です。一方で、引っ越ししていつもと違う慣れない路線を使う、職場の部署が変わり慣れない人たちと仕事をするといったような変化には不安を感じるものです。

もう一つ、「面倒」なのも嫌なものです。

たとえば、スマートフォンを格安のキャリアに乗り換えれば、毎月の料金が安くなり、そのうえ最新の機種が無料で手に入ると分かっていても、「面倒だから」が先にたち、現状を維持してしまいます。

また、スポーツジムに入会すると、トレーニングに行こうが行くまいが、定額料金を支払うことになります。人の心理として、「損したくない」という気持ちが強く働くため、会費の元を取りたいと思い、最初はまめに通います。

ところが、だんだんと足が遠のき、ほとんど通わなくなる人もいるのではないでしょうか。全く行かなくても会費だけは毎月引かれていきます。もったいないから解約したほうがいいと分かっていても、解約するのが面倒で、「ほとんど利用しないスポーツジムに会費を支払う」という現状を維持することになるのです。

まず、人にはこうした心理があることを知っておきましょう。

○ジョギングを夜から朝へ

私がまだ、20歳代の頃は、今よりも積極的に運動をしていました。仕事の昼休みにも体を動かしていましたし、ジョギングもやっていました。

ジョギングは主に夜にやっていましたから、朝に運動をするという習慣はありませんでした。朝は、仕事にいくギリギリまで寝ていたいという気持ちがあり、「朝早起きしてジョギングするなんてとんでもない」と思っていました。

しかし、子どもの頃は、朝学校に行く前に、父親とキャッチボールをしていた記憶が残っています。それに、早朝に外にでてみると、散歩やジョギングをしている人をけっこう見かけます。

朝から運動すると、疲れて仕事に支障が出てしまいそうだから夜にやるというのは、私の先入観です。

夜は遅くまで起きていたい、朝はギリギリまで寝ていたい、朝から運動したら疲れてしまう、だから今のままが安心。

これが、私の現状維持バイアスの一つでした。

3年前、引っ越しした時をきっかけに、朝の散歩を始めました。ゴミ捨てに出たついでに遠回りして帰る程度のわずかな散歩です。

やってみると、朝外にでることは気持ちいいですし、犬の散歩をしているおじさんが、すれ違う時にあいさつしてくれるようになりました。

歩くだけでは物足りなくなってくると軽く走るようになり、今は、10分程度ですが毎朝ジョギングをするようになりました。

でも、心の中に少しはさぼりたい気持ちもあるので、朝起きて雨が降っていると、「雨だから今日は走らなくてもいい」とほっとすることもあります。ところが、雨が2日、3日と続いてしまうと、走っていないことが不安になってきて、晴れの日を待つようになります。

これは、朝にジョギングすることが習慣化したことから、それをやらないことに対して不安を感じるようになったという、私の心の変化だと思います。

○しっかりと分析してみる

マンションや職場では、エレベーターを使うよりも、健康のために階段を使った方が良さそうに思います。

多くの人がそう思っているのでしょうが、もう何年もエレベーターを使う生活に慣れているため、やはり今日もまたエレベーターに乗ってしまいます。

なぜ変化を選ばないのか、現状と、変化を選んだときのリスク、メリットを書き出してみましょう。

現状維持を選ぶのは、

「エレベーターは楽、階段で疲れて仕事に支障が出るかもしれない、エレベーターが早い」といった理由かもしれません。

変化を選ぶと、

「階段で最初は疲れるかもしれないけど、だんだんとスタミナがつく。足腰が強くなる、消費カロリーが増える、エレベーターを待つ時間が節約できる、達成感が得られる、リズム運動により、セロトニン神経が活性化する」といったメリットが望めます。

自分の行動をチェックして、この選択は現状維持バイアスによるものではないのか、自分に問いかけ、分析する癖をつけましょう。

自分を分析するときは、頭の中で考えるよりも紙に書き出す方法がお勧めです。

○第3者に相談してみる
自分ひとりで考えていると、同じ考えがぐるぐると頭の中で繰り返されるだけで、いつまでもよい考えにたどり着きません。

そんな時、他者の意見を聞いてみましょう。

「歩くと痛いから良くなるまで外出を控えている」「効果は分からないが、高価なサプリメントを飲んでいる」など、自分の現状を第三者に伝えアドバイスを求めてみましょう。

人によって考えや意見は違うものですから、自分の求める返答と違っていたり、とても共感できないアドバイスもあるかもしれません。

ただ、それを正解、間違いと判断せずに、「この人の意見はこうなのか」「このような考え方もあるのか」とただ聞いてみましょう。そのうえで、どうしても聞いてもらいたい、自分の思いを伝えてみることもいいでしょう。

人によって、持ち合わせている知識や考えは違うものです。返ってくる答えが期待したものとは違うかもしれませんが、少なくとも相談した相手は冷静に判断し分析してくれるはずです。

人は自分の事となると冷静になれず感情的に考え判断してしまうものですが、人の事となるとバイアスがかからず、冷静に分析することができるものです。

そのアドバイスを、良い、悪いとその場で判断せず、時間が経ってからもう一度思い返してみると、「その考えもありかもしれない」と、自分の中にはなかった新たな考えを受け入れることができるかもしれません。

## ○失敗してもよしとする

「昨日たくさん歩きすぎて足が痛い」

「あの仕事を引き受けたために辛い思いをした」

過ぎてしまった過去のことを思い出し、「やらなければ良かった」とお話しする人がいます。辛い過去を「こうすればよかった」などと思い出し、後悔するのは苦しいですし、できれば思い出したくないものです。

でも、過去につらい経験をして苦しんだことがあっても、その出来事から得られることもあったはずです。

行動をしたからその結果を知ることができたわけですし、次に同じ失敗をしないための教訓にもなるでしょう。

誰でも失敗したくはありませんが、これまでの人生に無駄なことはないと思います。探してみれば、何か一つぐらいは得るものがあったはずです。

現状を維持することは悪いことではありません。

でも、失敗を避け、今のままが安心といつまでも現状維持バイアスにとらわれていては、自分や周りの変化に気づくことができず、どんどん視野が狭くなってしまいます。小さな挑戦をすることで視野が広がり、現状維持では知ることのなかった喜びを知ることができるのです。

○楽しいを見つける

楽しいと感じることは人によって違うものです。

運動が楽しいと感じる人、読書が好きな人、温泉にゆっくりつかるのが好きな人、登山が好きな人、といったように、好きなことは人それぞれです。

一方で、運動は嫌い、読書は苦手、お湯に浸かるのは2分が限界、登山なんてとんでもないという人もいるでしょう。

同じ環境にいて同じ行動をしていても、「楽しい」と感じる人と、「つまらない」と感じる人がいます。その時どう感じているかは、脳内物質の変化によるものです。

食わず嫌いという言葉がありますが、大人になるまで嫌いだと思って食べずにいたものが、食べてみたら美味しく、大好きになったなんてこともあります。

もしかしたら、好きも嫌いもその人の思い込み、先入観なのかもしれません。

子どものころから運動に苦手意識があり、運動経験のない人であれば、身体を動かすことによる、爽快感や達成感をあじわうことはできません。

試してもいない運動なのに、苦しい、辛い、疲れる、面倒といった、ネガティブなイメージばかりが強くなり、インプットされてしまいます。

こうしたイメージには、最初のころの印象による思い込みが大きく影響しています。対人関係でも、第一印象で「この人はなんだか苦手」と思ってしまうと、その瞬間から接触をさけてしまい、ずっと苦手になってしまいます。でも、時間をとって話をしてみたら、すごく良い人かもしれません。

このように、人は思い込みの中に生きていて、嫌だと思っていること、新たなことへの挑戦には不安が生まれ、踏み出すことができないのです。

苦しい、辛い、悲しいのは、ストレスホルモンの分泌によるものです。

今が「苦しい」状態でも、視野を広げ小さな挑戦をすることによって、「楽しい」が見つかる可能性が増えます。新たな楽しさを知ることができたなら、幸福ホルモンの分泌により気分がかわり、誰にでも幸せになるチャンスが訪れます。

# エピローグ

多くの人が、何か新しいことをはじめるとき、時間がない、継続できないなどの理由から、効果を実感するところまで続かないのではないでしょうか。

本書の中にも、いくつかのエクササイズをご紹介しています。これら全てを一度にやろうとしても、おっくうで習慣化せず継続できない人が多いかもしれません。

人は、「好きなこと」が「やりたい」と思ったときには実行しやすいのですが、「やるべき」「やらなければならない」と思うことには抵抗が生まれ、なかなか取りかかることができないものです。

でも、これは脳の仕組みからみても、仕方のないことなのです。

そんな時には、まずできそうなものを一つだけ選んでやってみてください。

本書の中でも述べていますが、何かを始めるときにはどんどんハードルを下げて、まずは取りかかることです。

ひとまず簡単なことを一つだけ習慣にして、それが身についてきたら、二つ目三つ目とやることを増やしていきましょう。

本書に限らず、読んだ本1冊の内容を全て実行しなければ、何も変化しないということではありません。

今の自分に必要と思うことを一つだけでも続けてやってみることです。最初は小さな変化でも、積み重なれば大きく変わることができるかもしれません。

もう一つ、本書で学んだことを自分の中で納得するだけではなく、他の人に教えてあげてください。自分で勉強したことを他者に教えることで、学んだことを自分自身が理解できているかの確認になりますし、情報を発信することでしっかりと記憶が定着します。

うまく説明することができない曖昧なところをまた読み直し、相手に伝わるように説明できるレベルまで理解できたときようやく脳は納得し、たくさんの変化が現れてきます。

できている自分をイメージし、ワクワクしながらやることができれば最高です。

心の持ちようで行動が変わり、痛みが軽くなります。それをきっかけとして良い循環が始まり、あなたの人生が好転することを願っています。

■参考図書■

腰痛は脳で治す！　松平浩、笠原諭著　宝島社
痛み、鎮痛のしくみ　橋口さおり監修　マイナビ出版
ヒーリング・バックペイン　ジョン・サーノ著　春秋社
脳を最適化すれば能力は2倍になる　樺沢紫苑著　文響社
いい緊張は能力を2倍にする　樺沢紫苑著　文響社
「脳の疲れ」がとれる生活術　有田秀穂著　PHP文庫
腰痛放浪記　椅子がこわい　夏樹静子著　新潮文庫
人生が変わる最高の呼吸法　パトリック・マキューン著　かんき出版
子どもの心の育てかた　佐々木正美著　河出書房新社
ココロとカラダの痛みのための心理療法養成講座　糠間剛著　三輪書店

青葉秀樹（あおばひでき）
柔道整復師、あおふじ整骨院院長。1974年7月23日生まれ。札幌大学経営学部経営学科卒業。さいたま柔整専門学校を卒業後、さいたま与野整形外科医院勤務。県内の整骨院院長を経て2015年、埼玉県鶴ヶ島市に「あおふじ整骨院」を開院。
脳、神経の働きに注目し、痛みや不調を繰り返さない、激しい運動でも痛まない健康な身体づくりをサポート。また、身体的な問題にも感情が関係していることが多いことから、心と体の両面に目をむけた施術をおこなっている。著書に、脳に教えれば腰痛は楽になる」アメージング出版がある。

腰が異常でも痛くない

2020年01月15日初版発行

著　者　青葉秀樹
発行者　熊谷秀男
発　行　文藝書房
〒101-0021　東京都千代田区外神田3-6-1
電話03（3526）6568
http://bungeishobo.com
ISBN978-4-89477-481-0 C0047
乱丁・落丁本は小社にてお取替え致します。定価はカバーに表示。